あなたが主役、シルバー劇場。

余命を
生き抜くための
12章

著者
西 勝英
（熊本大学名誉教授）

熊本日日新聞社

もくじ

あなたが主役、シルバー劇場。

余命を生き抜くための12章

はじめに

２０１８年厚生労働省の発表によれば、２０１６年の日本人の平均寿命は女性87・14歳、男性80・98歳で、いずれも過去最高を更新したことが明らかになりました。これは前年に比べ女性が０・15歳、男性は０・23歳延びたことになります。過去最高の更新は女性が４年連続、男性は5年連続。国際比較では男女とも香港に次いで世界2位となっています。「人生50年」と言われた時代からすれば、そんなに長生きするようになったのだと感慨深いものがあります。平均寿命とは、その年、つまり２０１６年に生まれた赤ちゃんがあと何年生きられるかを表す指標です。さて、問題は今、高齢者と呼ばれるようになった65歳のあなたがあと何年生きられるかということです。

２０１８年厚生労働省から発表された２０１７年分の生命表の概要によれば、65歳のあなたの平均余命は、男性19年、女性24年となっています。今80歳のあなたの場合、男性9年、女性12年長生きすることになっています。（図1）しかし、これはあくまでも平均余命であり、亡くなるまでの予想年月でしかありません。多くの人たちが、心臓病、肺炎、脳梗塞やがんで亡くなっていきます。亡くなるまでの健康寿命は人それぞれで異なります。では、いかにこの健康寿命を延ばして生き抜くか、これが高齢に達した時に解決しなければならない問題点なのです。

　超高齢社会を迎え、高齢者向けの健康維持に関する情報が多くのメディアや本、広告で盛んに取り上げられるようになってきました。この傾向はなにも日本だけの現象ではなく、先進諸国でも健康食品、サプリメント、健康維持道具等の市場に使われる金額は、年間の全体医療費をはるかに上回っていると言われています。確かにこれらの健康維持関連の物が、健康寿命の延長に繋がるのであれば、全体医療費の削減にもつながるし、好ましいことであると思われます。しかし、あふれんばかりの健康維持情報のどれを信じて良いのか、戸惑うばかりで、高齢者にとっては難しい選択を余儀なくされています。

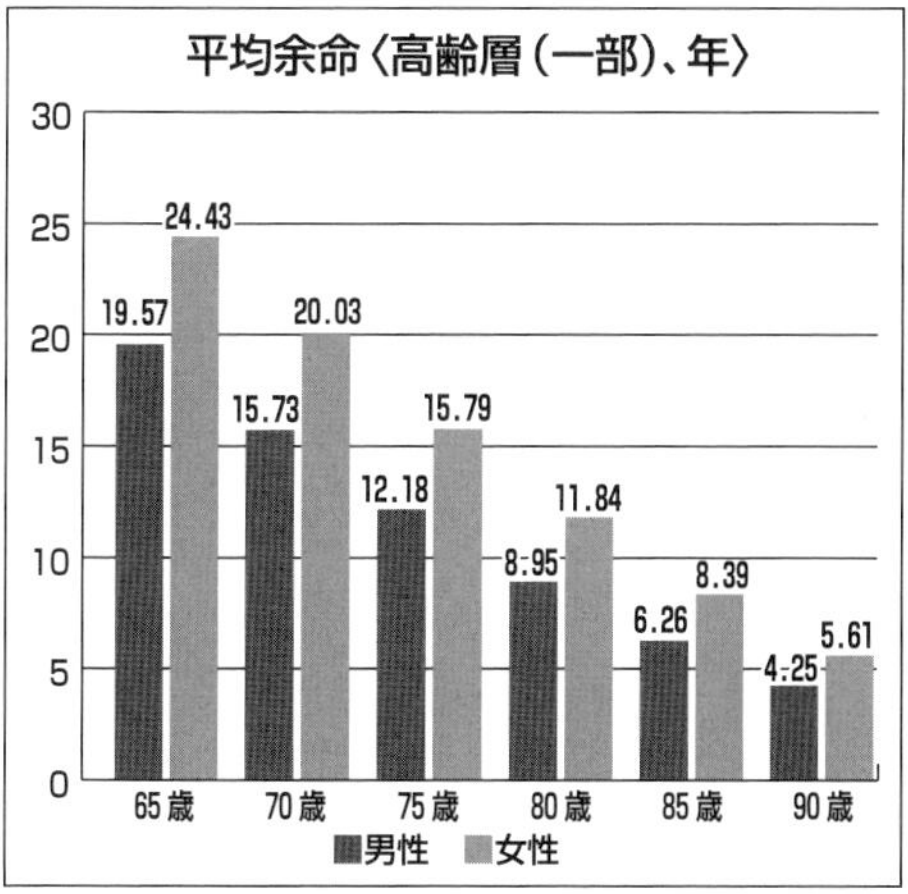

図１　高齢者平均余命（厚生労働省 2017 年）

場合によっては、あるサプリメントを信じたばかりに、かえって健康を損なってしまう場合もあり得るのです。筆者の臨床経験でも健康被害に遇った患者さんの幾つかの例をみてきました。

さて、ここで現実的に直面するもう一つの問題は、高齢者では不可逆的な老化の過程で発生する身体の虚弱状況により様々な病気が発生することです。一般成人での一疾患に起因する急性期の疾患とは異なり、全身に現れる病態であります。従って、高齢者では完全治癒を目指す医療ではなく、時としては病気と共存し、生活の質（ＱＯＬ）を落とさないことを目標とする全人的な医療や、あるいは、全身衰弱による死を迎えることができるよう支援する医療が求められるのです。

では、高齢者に限らず私たちヒトは青年期を頂点として体の働き［身体機能、精神機能］がどう下降線をたどっていくか見てみましょう。もちろん、この値は個人差が大きいのであなたにすぐ当てはまる訳ではありませんが、一般的傾向として認識してください。まず、分かりやすい例から見ると、30歳を頂点として、70歳では肺活量（大きく吸って、吐き出せる量）は60％ぐらいまで低下します。心拍出量（一拍ごとにどれだけ血液を送り出せるかの量）は70％程度、腎臓の働きをみる標準腎血漿流量は、更に低下して40％までに落ち込んでいます。

一方、肝臓の働きは、必ずしも低下している訳ではなく、ある酵素活性は増加している場合もあります。神経の伝導速度（脳や体の部分から筋肉や脳に信号を伝える速度）にはそれほどの落ち込みはありません。せいぜい、90～80％程度で保たれています。問題は、様々な情報を伝える大本となる神経細胞（脳内や脊髄内）の総数が年齢とともに減少していることです。これには個人差が大きく、ある人では50歳代ですでに記憶に関連する神経細胞が減少している場合があります。一方、１００歳になっても元気に活動できる人がいます。どうやら、これには生まれつきの遺伝子が関わっているのかも知れません。しかし、精神活動、例えば、喜びや悲しみなどの感情の働きは年齢とは関係がありません。でも、いつかはその精神活動にも終りを迎える日が訪れます。こうして、私たちの人生の幕が閉じられるのです。これは生きとし生けるものの必然の結末であり、自然の姿として受け入れなければなりません。

最後の旅路に向かって出発するまでに、いかに老いと折り合いをつけながら健康に日常生活を送ることは誰でも望むものです。では、どうしたら良いのでしょう？　あふれんばかりの健康情報の洪水の中では、適切な答えを見つけるのはなかなか難しいのです。特に問題なのは高齢者向けに宣伝される広告やメディアの情報の中には、あたかも科学的あるいは医学的に正しいと見せかける「エセ情報」が混じっている事です。健康情報とうたって、いかにも効果があるように宣伝する商品や食品を推奨する「エセ科学者」がいるのです。いつも健康に留意している高齢者は、「〇〇を飲むと足腰が丈夫になり、階段をスムーズに上れる」「〇〇を食べれば、がんにならない」と言った根拠のない言葉につい惑わされてしまいがちなのです。

一方、正しい健康情報を発信している人たちといえども、高齢者医療の専門家であったり、高名な医師や福祉関連著名人など、皆健康で現役で働いている人たちばかりで、高齢者の悩みの実体験が無い人たちなのです。そこには常に模範的で、しかも一般的な話しか語られていません。年齢と共に衰えて行く身体の変化―ただし、生理的現象です―を実体験している人々の本や話を聞く機会はあっても、愚痴と自己流の健康秘訣神話ばかりで、退屈でしかありません。

そこで、本書では、年齢を重ね、様々な身体的変調と機能の衰えの実体験を通じて、その対処方法と折り合いのつけ方について、「愚痴」・「健康秘訣」・「自慢話」にならないよう、専門的な観点や筆者の実体験をも混じえながら前向きに話を進めて行くつもりで執筆しています。多少独断的な箇所もあるかも知れませんが、同じような悩みを持っているご同輩の皆さん方に少しでも参考になれば幸いです。なお本書で紹介する例は、全て筆者自身の経験や患者さんあるいは同輩たちの実際の例ですが、多少修飾を加えています。

さて、「あなたが主役、シルバー劇場。」を開幕しましょう。しかし、ここで大切なことは、どんな「演劇」も必ず「終演」があり、幕が閉じられて、主役は立ち去って行くのです。もう、「アンコール」はありません。静かに幕が閉じられた後は、静寂の内に客たちは、劇場を後にします。主演者であるあなたも、終焉を迎えるのです。

第1章

目がかすむ

第1章　目がかすむ

　ある日、前臨床試験研究所（疾患動物モデルを使って臨床試験の前に行う実験施設）に着きオフィスの席に座ると同時に、いつも一緒に実験や手術をしているベテランの研究員が、深刻な表情で、近づいてきました。

「先週、先生と一緒に心筋梗塞を作成したウルトラ・ミニブタが死にました。」と訴えた。

「えっ、どうして？　手術はうまくいったのに」と、問い返すと、

「それが、術後3日目に死んでいるのが見つかり、死因特定のために解剖して調べたところ、気管支に食物が詰まり、さらに肺に炎症があり、どうも「誤嚥性肺炎（誤って食物が気管支に入り込んで起こる肺炎）」を起こしたみたいです。心臓の梗塞はそれほど大きくはないので、心筋梗塞で死んだのではなさそうです」

「えっ、どうしてかな？　高齢者では飲み込みが悪く、誤嚥性肺炎を起こすことも珍しくはないのだが、健康な動物が、誤嚥するとはちょっと考えられないね、不思議だな」と、答えたものの、ふと思いつく節があったのである。

　ウルトラ・ミニブタは実験動物用に開発された超小型のブタで15kgぐらいの大きさで、しかも、心臓の大きさは人の心臓と同じくらいであり、心臓を取り巻く血管の走行がヒトの血管走行と似ている。そのため、人と類似した心筋梗塞を作ることができる。心筋梗塞

を作るためには、心臓を開き、心臓に血液を送る動脈の一部を結紮（結ぶこと）すると、その血管が血液を供給している部分の心筋に血液が行きわたらないようになり、心筋は酸素不足となり、働かなくなる。これを「実験的心筋梗塞」と言う。このモデルを作成するためには、人の心臓手術と同じように全身麻酔を施して手術を行う。そのためにはあらかじめ気管支にチューブを挿入（気管支挿管）しておかなければならない。人で気管支挿管は幾度も経験しているが、小型とはいえブタの挿管は初めての経験である。

人の場合と同じように気管支チューブを口腔内に挿入して気管支の入り口である声帯をめがけるのだが、なかなか声帯が見えてこない。なんとなくうっすらと目がかすみ、はっきりと見えないのである。チューブの先端を動かしてみるが、食道の入り口あたりにチューブの先端が当たる感触だけが伝わってくる。少し強引に動かしてみるとうっすらと声帯らしきものが見えてくる。そこで一気にチューブを挿入すると、何とか気管支に入ったのである。その間、かなり食道の入り口や喉頭部にチューブの先端が当たっていたと思われるのだ。無事とは言わないまでも、何とか気管支挿管を終え、手術は順調に進んだ。

気管支チューブを導入する補助器具として喉頭鏡を用いるが、喉頭鏡の先端部には光源がついており、喉頭内を照らすことができる。人の場合、光が十分に声帯まで届く明るさがあるのだが、ブタの場合、口から声帯までの距離が長い、そのため「光が十分に届かない」と思ったのである。薄暗くはっきり見えない。しかし、最近薄暗い所では、ものがはっきり見えない事があることにはうっすらと気がついてはいたのだが、声帯が見えないのは「ブタ」のせいで、自分の「目」のせいではないと思っていた。問題は、どうやら、挿管の際に気管支の入り口と食道の入り口を気管支チューブの先端で傷つけていたのである。そのため気管支に食べ物や唾液が入り込んで誤嚥性肺炎あるいは窒息したのではないのだろうか。もし、これが患者さんの場合であったら大変なことになる。今までそのような事故が起こらなかったのは幸いである。そこで初めて自分自身の「目」に問題があると気がついた。

そういえば、最近暗いところでは物がはっきり見えないし、逆に明るいところではやたらと眩しいと思うことがあった。夜、ベッドルームの読書燈の明かりが何となく薄暗くなり、本を読み辛く感じていたのである。

早速、後輩の眼科医を訪ねることにした。

眼科医は薄暗い検査室で目に何やら光線を当てて検査すると、すぐに

「先生、白内障がかなり進んでいますね。ま、眼底の方には問題が無さそうですから、手術をお勧めします」と簡単に告げる。

「はあ、やっぱりそうですか。そうではないかとは思っていたのですが、手術ですか？で、どのくらい日数がかかるのですか？　仕事の都合もありますし」と、曖昧に尋ねる。

「そうですね、人にもよりますが、日帰りの方もおられるし、1日入院の方もいます。別に問題がなければ、片方の目を手術した後、もう一方の目の手術ということになりますね。」

「そうですか、では、先生の都合に合わせて手術の予定を入れて下さい」と、以外に簡単に手術ができるのだなと思いながら、お願いする。

「いやー、先生の場合、失礼ですが、ご高齢ではあるし、万が一のこともありますので、私ではなく、大学病院を紹介します。如何でしょう?」と、やや尻込みする様子である。

「ベテランの先生にお願いしようと思ったのですが、大学病院まで行く必要がありますかね?」

「先生、そうおっしゃらず、大学病院の先輩に紹介しますよ」と、断られた。

結局、大学病院眼科に入院させられる羽目になり、一日目に眼や血液検査等の検査、翌日手術となり、後1日入院、術後検査の結果問題ないとのことで退院。3日間の入院となったのである。手術は大学病院の大ベテラン先生が執刀し、15分ほどで終了。あっけない幕切れであった。手術の翌日、眼帯が取れると、世の中が急に明るくなったようで、物がはっきりと見える。それに、空の色がこれほど青かったと思われるほど明るく青い。そういえば、白内障の手術を受けた母親が、「あら、私、こんな色のカーディガンを着てたのかしら、いやだわ」と言っていたのを思い出した。今まで見ていた色が何となく違うのである。すっきりと見える。テレビの画面がはっきりする。こんなことであれば、早く手術を受けておけばよかったと、思ったのである。

白内障とは

水晶体：さて、白内障とはどんな病気なのでしょう。この眼の病気を理解してもらうために少しばかり眼の構造についてお話しましょう。私たちの眼には、外からの光を眼の奥にある神経細胞［網膜］に到達させる仕組みがあります。この光を通す仕組みを「水晶体」（カメラのレンズに相当）と呼び、直径約9～10㎜，厚さ3～5㎜で、前後が半球形構造の透明な組織です。水晶体は「クリスタリン」と呼ばれる透明な蛋白質で構成されています。白内障はこの水晶体の透明度が低下して、眼の働き（視機能）を障害する病気です。多くの場合、加齢によりクリスタリンが混濁していて、光を通さなくなり、網膜にはっきりとした像が映らなくなります。蛋白質の一種であるクリスタリンは水溶性の場合透明なのですが、紫外線や酸化ストレス、喫煙などにより蛋白質の変性が起こり異常な凝固となり、濁ってくるのです。生卵の白身（蛋白質）はほぼ透明ですが、熱を加えると白い固まりとなるのと同じ原理です。

症状：水晶体が濁ってくるとどんな症状が出て来るのでしょう？

・物がぼやけて見える（人の顔やテレビなどがはっきり見えない、本や新聞の文字が読みづらい）
・まぶしい（日中の日射しがつらい、夜間のヘッドライトがまぶしい）
・物が二重に見える（たとえば夜に片目で月を見ると2～3つに見える）
・眼が疲れやすい
・色がはっきりしない

などの症状が現れます。

白内障は少しずつ進んでいくことが多いので意外と症状に気がつかないことがあります。つまり、自覚症状はほとんどありません。ところが、眼科で瞳孔を開く検査で水晶体を観察すると、早い人では40代から、80代では大部分の人に白内障が発見されます。また、片眼が白内障になっても、もう片方の眼が見えていると白内障に気がつかないこともあります。私の場合も、ほとんど気がつきませんでした。何となく見えにくくなっているなとは思ってはいたのですが、手術後の見え方がこれほど良くなるとは驚きでした。

白内障の治療

点眼薬は効きますか？

では、白内障を治療するにはどんな方法があるのでしょう。点眼薬で治療できるのでしょうか？　できることなら、何とか薬で濁ったレンズを透明にしたいと思われる方もいるかも知れませんが、残念ながら現時点では、白内障を完全に治療（濁った水晶体を元に戻す）する薬はありません。ちょうど、「ゆで卵」の白身を薬で「生卵」の半透明な白身に変えることができないのと同じ原理です。

現在、眼科ではいろんな検査で極く軽い白内障と診断された場合、白内障の進行を抑える、あるいは、予防するという目的でグルタチオン点眼液（商品名タチオン）や、ピノレキシン点眼液（商品名カタリン、カリーユニ）が処方されています。これらの点眼液は厚生労働省に承認されていますが、しかし、白内障がある全員に効果があるわけではなく、白内障のタイプや進行度により効果がみられない場合もあります。

インターネットで調べると海外の白内障治療薬と称する点眼薬が検索結果で出てきますが日本では効果が確認できていないため厚生労働省の認可は下りていません。入手するには個人輸入という形になりますが、全て自己責任となります。偽造品、粗悪な環境での保管、決済方法など、様々なリスクがあります。また個人輸入で薬害がおきた場合は救済策が一切ありません。

白内障の手術とは？

白内障の治療は、一般的に手術で濁った水晶体を取り除き、患者さんの近視や乱視、遠視に応じた眼内レンズを挿入するのが一般的です。手術の時間は15分前後と短時間で、日本国内でも年間140万眼近く行われているポピュラーな手術です。手術は、執刀医の手術手技向上や眼内レンズの工夫、手術機器の性能向上により手術時間が短く、患者さんの負荷は少なくなっています。しかし、白内障手術は決して簡単な手術ではなく精密で高度な技術を必要とする手術です。では、どんな方法で手術が行われているのでしょう？

手術は、先ず眼の周囲の神経を麻痺させて痛みを感じさせない適切な「局所麻酔」が施され、顕微鏡を使って行われます。顕微鏡から明るい光が眼に入るので、眩しさを感じることがありますが、手術中の痛みはほとんどありません。最近の手術では、角膜を約3㎜ぐらい切開し、そこから超音波で振動する吸引管を挿入し、食塩水を流しながら水晶体を吸引します。この時、眼の周りで「シュー、シュー」とわずかな音が聞こえてきます。水晶体を包む膜を残したまま、完全に水晶体が吸引されると、その膜（水晶体嚢）の中に、眼内レンズが挿入されます。その後、切開された角膜が縫合され、手術が終了します。その間、約15～20分。何も感じないうちに「はい、無事に手術は終わりました。」と術者から告げられます。あとは、眼の消毒と目薬をさされ、眼帯を付けられて、病室あるいは回復室に帰り、「無事終了」という訳です。しばらく回復室で観察を受け、問題がなければ、看護師からいろいろの注意事項（目薬のさし方、翌日検査のため受診することなど）を受け、その日の内に帰宅することも可能です。

眼内レンズにはいろんな種類のものがあります。小さな切開からレンズを挿入するため軟らかい、しかも体に害を及ぼさない（生体適合性が良い）素材が使われています。一般には単焦点の球面レンズが使われています。最近では青色、単純な球面ではなく乱視を矯正するためのレンズや多焦点、調節レンズが開発されています。しかし、高齢者の場合、特に特殊なレンズを選ぶ必要はありません（保険適応外の場合があります）。術後、視力が安定したころ（2～3カ月後）眼科あるいは眼鏡店で視力をはかり、適切な視力が得られるような眼鏡と老視を矯正する眼鏡を作ることをお勧めします。

手術後、どんな点に注意？

最近の白内障手術は多くの人々に視力を回復させる安全な手術となっていますが、時に、手術後の合併症が起こることがあります。重い合併症に細菌汚染による眼内炎があります。

術後数日で発症した場合、毒性の強い細菌によって起こることがあり、適切な治療が必要となります。このような合併症を予防するために、術後一定期間は医師より処方された点眼薬（通常2種類）をきちんとささなければなりません。最も多い合併症に術後2〜3年してレンズを挿入した水晶体嚢の後ろが濁ってくる「後発白内障」があります。これは特殊なレーザーを用いて、外来で簡単に治療できます。視力が落ちてきた場合は早めに眼科医を受診することをお勧めします。

高齢者となっても現役として活躍することが多くなった現代社会では、白内障による視力低下がトラブルの原因となることがあります。特に、80歳以上の年齢に達すると白内障は最もありふれた眼の病気となっています。目のかすみや視力が衰えたと感じる方は、できるだけ早く眼科を受診してみたらいかがでしょう。私は幸いにして合併症もなく、視力も回復し、読書にも支障なく、小さな手術もできるようになっています。

他にも眼がかすむ病気があります―加齢黄斑変性《かれいおうはんへんせい》―

白内障の場合と眼のかすみ具合が違うのですが、やはり、見ようとする物がはっきり見えなくなる病気があります。これを「加齢黄斑変性」と言います。時には、見ようとする物が歪んで見えたり、焦点が合わなく感じたりすることがあります。これは眼の中心部の一番よく見える場所（黄斑部）で、光を電気信号に変える神経が集まっている所に加齢と共に障害が起こり、正しく働かなくなるために起こって、視力が低下します。

これまで日本では馴染みが薄い病名でしたが、高齢化が進むと同時に著しく増加し、失明原因の４位にまで増え続けていて、今では決して稀な病気ではありません。つまり、高齢になるほど多くみられます。最近まで治療法が無かったのですが、最近幾つかの治療法が開発され、病気の進行を抑えたり、視力の改善が図られるようになりました。しかし、必ずしも、元の視力に戻る訳ではありません。眼科で詳しく調べてもらうことをお勧めします。

第2章

入れ歯が合わない

第2章　入れ歯が合わない

昭和20年2月に東京から疎開してこの地の親戚の家にお世話になった頃のことである。当時、すでに戦況は著しく不利となり、その年の2月の空襲で家は爆撃にあい崩壊、住む所も無くなったのである。親戚の家に長く世話になることもできず、早々に住居を求めて、新たな生活が始まった。そこで、おとずれたのは、食糧不足と劣悪な住居環境であった。その頃、40歳になったぐらいの母親は時々歯が痛いといって嘆いていたことを子ども心にうっすらと覚えている。それから数年後、母親の奥歯が抜けていることに気がついたが、あまり気にも留めていなかった。それから、また数年後、50歳ぐらいになっていたのだろうか、すでに、総入れ歯になっていたのである。時々、入れ歯が合わないと歯科に通っていたが、一向にうまく合っていなかったみたいで、入れ歯に綿を詰めて何とかしのいでいたようであった。

当時高校生になっていた私は母親から入れ歯を削るように頼まれるようになった。

「先週、歯医者さんに行って合わせてもらったのだけど、また、右の奥の下の方が合わなくなったよ。いやーね、あの歯医者さん、もう少し丁寧にしてくれないかしら。また、少し削ってちょうだい」と、言って、入れ歯を取り出して、ガーゼの布できれいに拭いて手渡す。

「またね。この前、削ってもらったばかりじゃないの」と、言いながら、入れ歯を削るために買ってある彫刻刀とやすりを取り出して、

「削る場所はどこなの？」と聞く。

「左の奥の方だけど、少し平らにしてちょうだい」と、左の顎の当たりを押さえながら答える。

「ハイ、ハイ、分かったよ」と、言いながら、彫刻刀で少し彫りを入れて。後はやすりでこする。と、いうような事の繰り返しであった。いつも何処か当たっている様子であったが、97歳まで辛抱して天寿を全うしたのである。

このような母親の歯での苦労を眼のあたりにしていたので、歯の清潔と手入れには十分気をつけていたのだが、すでに30歳中頃になるとあちこちの歯に虫歯ができるようになった。その頃アメリカに留学することになり、当地での歯の治療は高額になると聞いていたので、早速、大学病院歯科で「万全」？の治療を受けることになった。あちこちの虫歯になった所を削られたり、詰め物をされたりして治療を終えて、当地に向かったのである。ところが、６カ月もしない内に、詰め物が取れてしまった。当時、英語の聞き取りも悪く、上手に話せないながらも、何とか歯科医予約を取り付け、治療をしてもらうことになった。受付で金髪、碧眼の美しい看護師にいろいろと尋ねられるのだが、一向に聞き取れないし、

訴えることもできないので、とうとう、紙に絵を書いてこの「歯」とこの「あたり」が腫れて痛いと説明、やっと理解してもらった。いざ診察室に入ると、そこは柔らかい光に包まれた手術室のような雰囲気の部屋で、静かなバック・グラウンド・ミュージックが流れている。確かに高級そうな感じである。くだんの看護師の指示で診察台に座らされると、そこに、手術帽とマスクを着けた歯科医師のお出ましである。また、いろいろと質問されるのだが、分からない。付き添った看護師が何やら医師に向かって説明すると、やっと納得した様子で、「プリーズ、オープン　ユア　マウス」と、言われたように聞こえた。このような調子で治療が進み、痛みも取れ、ここに来てやっと「万全」の治療が受けられるようになり、定期的に受診することになった。確かに高額であった。それから数年は、歯で苦労することはなかった。

しかし、寄る年波、次第にあちこちの歯が悪くなり、終には、両側奥歯2本が抜けて、部分入れ歯となったのである。かかりつけの歯科医師はできあがった入れ歯を丁寧に削り、違和感が無いまでに仕上げてくれたのだが、やはり、その内に右の奥の歯齦が痛くなり、とうとう外してしまうことになった。幸い、左の部分入れ歯はぴったりと合っていてほぼ問題なく何でも噛めるようになっていたのだが、今度は前歯がぐらついて来た。こうなると、ラーメンを食べるのにも苦労する。というのは、ラーメンの麺の長さは30㎝ほどある。

これを一気にするするのは難しく、途中前歯で噛むことになる。ここで問題なのは、前歯がぐらついて、噛めば痛みが出て、うまく噛めないのだ。これこそ経験してみないと分からない不自由さである。ところが、スパゲッティーは、くるくるとフォークに丸めて口に入れるので、問題ない。その内に、右の奥歯も痛くなってぐらついて来た。こうなれば、もう歯科を受診するしかない。かかりつけの歯科医師は、「ついにお見えになりましたね」と苦笑しながら、診察に取り掛かる。しばらく、歯の具合を調べ、レントゲン検査を終えると、

「さて、どうしましょう。」と、思案顔で、しばらく考えている様子。

「先生、これは、難しいですね。レントゲン写真で見えるように、この歯、それにここももう、骨から浮き出ていますね。そこで、先ず前歯3本を一気に抜歯して、お仕事がら大変でしょうから、抜くと同時に前につける仮歯を作りましょう。それから、奥歯の治療と今後の方針を考えましょう」

「やはり、そうなんですね。先生のご指示に従いますので、宜しくお願いします。ところで、先生、つかぬ事を窺いますが、これまで十分歯の衛生には気をつけていたつもりなのですが、どうしてこんなに虫歯になったり、ぼろぼろになるのでしょうか？　母親もそうですし、弟も早くから総入れ歯になっていたようです。やっぱり「虫歯のなりやすさ」には遺伝的な関係があるのですかね？　それに、一方では80歳になっても歯が全部揃っているご婦

人も知っています」と、言うと、歯科医師は、ちょっと返答に困った様子の間があって、

「そうですね。確かにご高齢になっても立派な歯を持っておられる方もいますね。そんな方はあまり私たちの所にはいらっしゃいませんがね。確かに、歯の健康についても遺伝的な要素があるように思います。口の中の細菌の種類や歯のエナメル質の性質、唾液の微妙な成分、そんな要素もある程度遺伝的に決められているのかも知れません。しかし、「虫歯のなりやすさ」も他の病気が起こるのと同じで、遺伝的な要素と環境要素との兼ね合いではないでしょうか？　仮に虫歯になりやすい「遺伝的」な要素を受け継いでいたとしたら、環境因子、つまり、口腔内衛生に常日頃から気をつけて、「遺伝的要素」を抑え込む事ですね。」と、答えられた。

「なるほど、虫歯になりやすい原因が沢山あるのですね。」

「そうです、口腔内には約２００種類以上の細菌がいて、その中で虫歯を作る細菌は、「ミュータント菌」が良く知られています。この細菌は生まれたばかりの赤ちゃんにはいないのですが、母親から自然にもらう事になります。この細菌は、他の細菌との数の上でバランスが取れていて、いわゆる『善玉菌』の数が多ければ、虫歯になりにくい事になります。現在、アメリカで「虫歯のなりやすさ」の遺伝子解析が行われていて、ある遺伝子グループが「虫歯のなりやすさ」と関連しているのではないか、と言われています。」との説明でなん

となく納得はしたものの、これだけ歯が悪くなってしまったのだから、後はどのように治療してもらうかに懸かっている。

「ところで、先生、今後の治療方針ですが、どのような方法がありますか？　例えば、『インプラント』とかで、顎の骨に足台になる金属の釘を埋めて、その上に人工の歯を植えるとかありますよね。普通の入れ歯と違って、顎の骨にしっかりと移植されているので噛みやすく、あまり違和感がないと聞きますが、先生、私の場合どうでしょうか？　まあ、医療の事ですから全てが万全で、良いとはかぎりませんよね。私の友人は、70歳頃から『インプラント』の治療を始めて、いろいろ苦労があったみたいですが、やっとうまく噛めるようになって、「俺の口にはベンツ一台分ぐらい入っている」と、自慢していましたが、結局、その自慢の「ベンツ」も長持ちせず、全部取り外すはめになり、しばらくして総入れ歯になり、終に病につき、亡くなってしまいました。」

「それは、それは、お友達の方は残念でしたね。ご高齢の方では、インプラントの治療がうまくいかない場合があり、私たち歯科医師にとっても悩ましい事です。時にどうしてもインプラントにして欲しいと言われる高齢のご婦人もいらっしゃいますが、費用もかなり高額になりますし、インプラントの金属が定着するまで時間が掛るなど、いろいろと副作用についてもお話しています。それでも、「インプラントにして良かった」、と喜ばれる事もありますから…」と、明確な答えは控えている様子であった。

「先生の場合、率直に申し上げてかなりのご高齢ではありますから、今後の事を考えると、まだ生き残っている歯をしっかり治療して、部分入れ歯、あるいは将来的には総入れ歯という事をお勧めします。」 今度は、はっきりと言われたのである。

「インプラント」とは？

年とともに歯が弱くなり抜けるのは、致し方のないことで、昔は多くの人が抜けたままにしていました。しかし、現在ではほとんどの人が入れ歯（義歯）や歯と歯の間に橋を懸けるようにした繋ぎの入れ歯（ブリッジ）でしたが、第三の治療法として「インプラント」が導入されるようになりました。「インプラント」とは英語で「埋め込む」という意味で、人工の材料（特殊な金属で、体になじみやすい材料）を失った歯の下あるいは上の骨（下顎骨、上顎骨）の歯があった部分に「埋め込み」、支柱を造り、それを土台にして人工の歯を取り付ける治療法です。詳しく言うと、顎骨の中に埋め込まれる部分（インプラント本体）、その上に取り付ける土台、と人工の歯から構成されています。我が国では１９８３年に治療が開始され、既に約35年の歴史があり、確立された治療法として認められています。自分の歯に近い働きや美しさで多くの人たちに望まれている治療法となっています。それに、インプラントは残っている歯への負担が少なく、自分の歯に近い働きや美しさの回復が望まれます。

一般的にインプラントの種類によりますが、良くメンテナンスが行われていた場合、残っている期間はおよそ10年ぐらいです。部分的に歯が無くなっている時に10年間のインプラントの残存率は、上顎では91％、下顎では96％ぐらいだと言われています。10年間も自分の歯と同じように噛む事ができるのであれば、生活の質の向上にも繋がりますし、高齢者にとっても恩恵をもたらす事になる治療法です。

インプラントの手術とは？

インプラントの治療法は入れ歯やブリッジと異なり、外科的手術が必要となります。つまり、人工の材料を顎の骨に埋め込む必要があるからです。一般的には痛みを取る「局所麻酔」を施しますのでほとんど痛みは感じません。しかし、人によっては不安を感じたり、術後痛みや腫れ、内出血を起こすことがあります。

では、どんな手順で行われるのでしょうか？

比較的若く顎の骨がしっかりしている人と、一方ではかなり骨が薄くなっていたり、もろくなっているような人では、手術の方法が異なっています。術式には２通りがあり、１

回法と2回法があります。

1回法の場合、比較的顎の骨がしっかりしている人たちに行われる事が多く、インプラントを埋め込む部分の粘膜を切開して、骨を露出させ、そこにドリルで穴を開けてインプラント本体を埋め込みます。

2回法の場合、骨が薄かったり、骨の移植が必要な人に行われます。1回法と同じようにインプラントを埋め込んだあと、切開した部分の粘膜を縫い合わせて終わります。インプラントの本体と骨がしっかりと結合するまで、上顎の場合、5ヶ月、下顎の場合、3ヶ月～5ヶ月ほど待ち、再びかぶせた粘膜を切開して、借りの土台を付け、更に2～3週間待って、粘膜が治癒したところで、本物の土台と人工歯を取り付けます。第一次手術では、局所麻酔を数カ所打ち、粘膜の感覚がなくなるまで待ち、切開が開始されます。2～3本の場合40～50分かかります。その間、骨に穴を開けるドリルの音や振動が伝わりますので、局所麻酔を追加し、さらに静脈注射で眠った状態にする方法が一般的に用いられています。

インプラントの副作用

最初に外来の患者さんの例からお話ししましょう。患者さんは75歳女性、右の唇から下の方の感覚麻痺を訴えて受診。診察すると確かに右唇が下に落ちていて、かすかに右臼歯が見えるくらいです。顎にかけて感覚麻痺（触っても触った感覚が分からない）、運動麻痺（右の唇が閉まらない、おちょぼ口ができない）などの症状があり、「三叉神経麻痺の疑い」と診断しました。患者さんから良く話を聞くと、2年前に近所の歯科医院でインプラント治療を受けたとの事です。最初右の奥歯2本をブリッジの部分入れ歯にしていたのですが、歯科医師から、勧められてインプラントにしたとのことでした。5カ月ほどで治療を終え、確かにしばらくは自分の歯のように噛めて、「インプラントにして良かった、我慢したかいがあった」と思っていたのですが、最近になり、右側の唇から顎に懸けてしびれるような感じと、唇をうまく閉じられないようになってきたとのことでした。神経学的な検査をした後、脳梗塞などの疑いや、局所の炎症などもなかったので、この話を聞いて、原因はインプラントにあるのだと気がつきました。インプラントの先端が次第に食い込んで、すぐそばの神経を圧迫した結果、しびれや運動麻痺が起こってきたと思われるのです。早速診療情報提供書を手術した歯科医師宛に書き、患者さんに歯科の先生と良く相談するよう伝えて、送り出しました。このような例ばかりではなく、長期療養の患者さんでも、インプラントに原因がある歯齦炎、骨膜炎の患者さんを診る事があります。

　では、なぜこのようなことが起こるのでしょうか？　最近、高齢者ばかりではなく、インプラントで起こってくるトラブルの例が多くなっているようです。その理由は様々な要因が挙げられますが、なかでも歯科医師の過剰とインプラント施行医師の技量不足、過剰な価格競争、患者サイドの情報不足などがあります。2018年の厚生労働省の発表によると、全国の歯科診療所の数は68、756で、それに比べてコンビニの数は55、220（2018年1月時点）であり、約20％も多いのです。そのため、それぞれの歯科医師は様々な形で競争し、生活を維持しなければなりません。歯科の健康保険料は極めて安く決められていて、保険診療だけでは経営が困難な状態なのです。そこで、自由診療であるインプラントに頼る事になり、多くの歯科医師がインプラント治療に参入することになりました。確かに、CTなどの最新の器械を備え、立派な技術を持った医師も多いのですが、いずれの社会でも同じで、技量に問題がある医師もいるのです。そのような初歩的な技術的な問題で、神経や血管を傷つけたり、場合によっては、上顎を突き破るなどの事故が起こる事も決して稀ではありません。一方、インプラントの材料にも価格の安い韓国や中国の材料が使われる事があり、品質に問題があり、生体になじまないものも混じっています。その結果、インプラントが骨と接着せず、インプラントを抜かなければならない事態も起こります。さらに、患者さん側にも問題があり、単に審美的や安易に「自然の歯に近い」という思い入れから、インプラント治療を受ける場合があり、患者さん側の情報不足があげられます。

一方、手術が成功したとしても、術後に起こってくる感染のリスクもインプラントの欠点です。特にトラブルの原因となるのは「インプラント周囲炎」で、歯周病に似た症状を持つ病気です。この病気は自覚症状がない上に、感染したインプラント周囲の炎症が長引き、骨の吸収を引き起こし、重症になるとインプラントの脱落に繋がる可能性があります。現在のところ、抗生剤の使用によって周囲の炎症を抑える事はできますが、完全に骨の吸収を抑さえる事は困難なのです。

そこで、問題なのは高齢者のインプラント治療です。

高齢者のインプラント治療の問題点

私たち日本人の平均寿命が長くなると同時に健康で生きる健康寿命も長くなってきました。高齢を迎え健康な生活を送るためには、体力の維持ばかりではなく、歯の健康も大切になってきます。口から物を食べられる事が如何に健康に大切か、既に皆さんご存知の事実です。そこで、登場して来たのは、先に述べたインプラント治療です。確かに自然な感じで硬い物も食べられるし、入れ歯のように時には合わなくて、歯齦を痛めたりして、食べたいものも食べられなくなり、「刻み食」や柔らかい物しか食べられなくなるという不便さは無くなります。ある歯科診療科（東京医科歯科大学千葉病院の例）の場合、インプラント治療を希望して受診する患者さんは50代、60代の女性が多く、70代の方も珍しい事ではなく、全インプラント希望者の約30％が後期高齢者で占められているそうです。

高齢者の場合、インプラント治療には大別して3つの問題があるのです。

①一つ目は、高齢者は身体的にも局所的にも、手術に対するリスク（ある種の危険）があるのです。高齢者の特徴は、生理的身体機能（体全体の働き具合）と老化による機能低下による、様々な病気を抱え込んでいる事です。たとえば、骨がもろくなる「骨粗しょう症」（この場合顎の骨が薄く、もろくなっています）、さらに、低栄養、免疫力の低下（感染を起こしやすくなり、手術後傷が治りにくいなど）で、感染症が慢性化してしまう事がありま す。それに、糖尿病、腎臓機能低下などの全身病が、インプラント療法でのリスク・ファクター（危険因子）となり、インプラントの定着が悪く、成功率が低くなり、後で様々な問題が起こってきます。

②二つ目の問題点としては、インプラント治療を行った高齢者が要介護状態となった時のことです。健康な高齢者であってもいずれ慢性的な病気や急性の脳梗塞、認知症になり、介護が必要となった場合です。要介護状態となれば、歯科医院を受診する事ができなくなり、治療、修理、インプラントの除去ができなくなります。そうなると、口腔内衛生

状態が悪くなり、インプラント周囲炎症が起こったり、インプラント自体が破損するなどの問題が発生してきます。現実に療養病棟の入院患者さんで、インプラントの口腔衛生管理が十分にできない、あるいは、周囲炎が起こり、それが原因で発熱し、全身状態が悪くなる事があり、歯科医師に往診を頼んで、治療をしてもらう事があります。また、インプラント周囲のそれまで健康だった歯が脱落して、インプラントだけが残り、噛み合わせが悪くなり、周囲の粘膜を傷つけるという不都合も起こってきます。そうすると、食事も進まず、次第に衰弱に向って、嚥下機能(飲み込む能力)が衰え、肺炎を起こす事さえあるのです。このようなリスクを考えた場合、後期高齢者の場合、インプラント治療には、十分気をつけなければなりません。歯科医師は、時には患者さんの為ばかりではなく、経済的な理由でインプラントを勧めるかもしれませんが、あなた自身がメリット・デメリット(利益・不利益)を考えて決定すべきです。単純な部分入れ歯でも、今では優れたクッション剤があり、歯齦にぴったりと嵌まり、ほとんど問題はありません。

③三つ目の問題は経済的な事です。保険診療でできる総入れ歯もあり、高齢者の場合1割負担ですから、経済的にも負担は重くありません。それに比べ、インプラントの場合、健康保険適応外の自由診療となり、全て自己負担になり、高額になります。さらに、定期的なメインテナンス診療も自己負担です。一般的な費用の相場は、一本あたり30〜

50万円で、歯科医院によって異なっています。都会では高い傾向が認められます。それに、医院によっては、検査費用、人工歯の素材などによって治療費用は更に高くなってきます。高齢者の場合決して経済的に豊かではありません。一本だけのインプラントで済む事はなく、最低2本入れると、軽く100万円を超える事になり、それこそ場合によっては、私の友人のように「ベンツ一台」を口に入れる事にもなりかねません。

私の主治医はきっぱりと「先生の場合、インプラントはお勧めいたしません」と、言われたのです。

第3章

人の話が聞こえない

第3章　人の話が聞こえない

いつの頃からかはっきりしないのだが、会議の席で発言している人の話がはっきりと聞き取れなくなってきた。質問をされても、十分に話の内容を理解していないので、適切な答えができていないことが増えたようなのだ。

司会者から、「今の質問の内容は、規則の中で会員の資格をどうするかという事だったのですが、先生、もう一度お答え願いますか?」と、やや困惑気味に尋ねられた。

「ああ、そうですね。てっきり会員の任期期限の事と勘違いしていました。従来と同じで良いのではないでしょうか。別に、問題ありません」と、曖昧に答える。実は、質問した人の声が小さい上に関西なまりであったので、はっきり聞き取れていなかったのである。そこで、本来ならば、もう一度聞き直すべきなのだが、なんとなく、聞き直すのも面倒、というより、潜在的に聞き取れなかった事を隠す気持ちが働いたのか、聞こえたふりをして、当たり障りのない返事をしてしまったのである。会議の席ばかりではなく、特に宴会では皆さんの会話が聞き取れない。確かに会場は騒然としているし、聞き取りが難しい状況ではあるが、多くの人々は楽しく会話が弾んでいる。ところが、知り合いの紳士が横から話しかけてきたのだが、あたりの騒音で良く聞こえない。

「えっ、何と言われました?　どうも、最近は宴会の席では皆さんのお話が見えてこないんですよね」と、また、言い訳がましく答える。

「あのですね。こんどの　しんさい、せんせい　の　おたく　は　ぶじでしたか?」と、やや声高に言葉一語ずつ離して尋ねてくれた。

「はい、そうそう、さいわい、ぶじ、でした」一段と声のピッチを上げて答える。別に私がゆっくりと大声で話す必要もないのだが、ついつられて答えてしまう。特に低音で早口でしゃべられた場合は、一語一語が聞き取れないことが多くなってきた。テレビでもアナウンサーの発音は良くきちんと聞き取れるのだが、コメンテーターの発言の内容が、聞き取れないことがある。今は昔、若い頃には、ジョーン・ウエーンの西部なまりや、「ゴッドファーザー」のマフィア親分役マーロン・ブランドのイタリアなまりも聞き取れたほどの聞き取りの良さを自慢していたのに、と、ふと、情けなくなる。しかし、愚痴は止めておこう。この経験を高齢者の患者さんに活かすのだ。外来や、病棟回診の時には、できるだけ患者さんと同じ目線に立って、ゆっくりとやや高音ぎみに話しかけることにしている。

「はい、今日は定期のお薬の処方の日ですね。お待たせしました。ところで、血圧の方はどうですか?動悸がしたり、息苦しいことはありませんでしたか?　見たところお元気そうで、特に問題はなさそうですね?」と、患者に正対して目線を合わせてゆっくり話しかける。

患者さんは、85歳の女性で、きれいなシルバーの髪をショートに纏めて、うっすらと淡い口紅を引いている。高血圧と軽度の心不全があり、定期的に通院しているのだ。認知機能には問題はない。

「はい、血圧の方は毎朝と夕方に測って血圧手帳に書いています。これですが、急に高くなったり低くなったりしていません。」と血圧手帳を手渡す。端正な文字で毎日キチンと記載されていて、測定値に問題は無い。

「良く、コントロールされていますね。お薬はこのままでいいでしょう。もし、血圧が下がり過ぎて何となく元気が出ないようでしたら、お薬の量を調整しますね。ご高齢の方はむしろ血圧が高めの方が良いみたいですから。」と、語りかけながら、「他に何かお困りの問題はありませんか?」と、尋ねる。

「はあ、先生にこんな愚痴を言ってもしかたないのですが、最近同居している娘が「テレビの音が大きい」、だの、「何回も同じことを聞き返さないの!」、だの、うるさくなりました。確かに耳が遠くなったとは思っていますが、ま、普通の生活には困らないのですが、皆と一緒に食事の時の会話についていけないことがあり、黙ってしまうことがありますね。娘は「補聴器を付けたら」と言うのですが、なんだか急に年取ったみたいで、まだ付けなくてもいいかなと思っています。それに、高いお金を出して補聴器を買ったお友達は、キンキン音がするし、細かい操作をしなければならないので、つい外してしまっていると言いますし、どうですかね。先生のお話はよく聞き取れますよ。でも、先だって唇にできたヘルペスで皮膚科の先生の所に行ったのですが、ちょっと私の口を見ただけで、後はコンピュータに向かい早口で説明されたので、良く聞き取れませんでした。」

「そうですか、若い先生は早口ですし、あまり声も大きくはないし、聞き取りにくい事がありますよね。でも、そろそろ、お年ですし、高齢者特有の難聴が始まっているのかもしれませんね。耳鼻咽喉科を受診して、音の聞こえ具合を検査してもらう事をお勧めしますよ。お年のせいで聞こえが悪くなると、つい、皆さんとの会話が途切れがちになり、黙ってしまい、社会生活上にも問題が起こってきます。それに、難聴は認知症の危険因子とも言われていますしね。聞こえが悪くなるのはお年のせいばかりではなく、他の病気が原因の事もありますし、やはり一度耳鼻咽喉科で精密な検査を受けられたが良いですよ。一般に老人性難聴だけを取り上げてみますと、日本での老人性難聴の人の割合、有病率というのですが、男性では、65～69歳で約44%、女性では28%、ところが80歳以上になると、男性では、84%、女性では74%にも上ると言われています。男性の方がなりやすいのですね」

「あら、てっきり年のせいだと思っていました。他の病気のせいかも知れないのですね」

と、不安げな様子を浮かべた。

「そうなんです、私は耳の専門ではありませんが、高齢の方を診察していますと、難聴の場合、いわゆる、「老人性難聴」といわれる高齢者特有の難聴ばかりではなく、他の病気に気がつくことがあります。慢性の難聴になる病気には、耳の奥の内耳という所に問題がある病気で、職業柄雑音や高音の現場で働いていた人が高齢になり起こってくる「雑音性難聴」、薬やアレルギーが問題で起こってくる「中毒性内耳障害」、それに、高齢者の場合、若い時に結核なりストレプトマイシンという薬で治療された人に起こってくる「ストレプトマイシン難聴」、この特別な結核の薬だけではなく、ある種の抗生物質でも感染症などで投与された後、長期間経た後に出現し、進行する場合もあります。時には聴神経腫瘍などの頭の中の病気があります。この腫瘍の場合は、難聴だけではなく、顔の神経の麻痺や痛みの伴う事もあります。そのような病気を除外した上で「老人性難聴」を疑う訳です。慢性的に難聴を起こす場合、難聴自体は急に変化が起こる訳ではないため、患者さんの訴えはそれほど強く無く、他の病気を見過ごすこともあり、やはり専門医の検査を受ける必要があります。」

「あら、そうなんですね。では、何しろ家族もうるさく言いますし、検査を受けてみます。ところで、耳鼻咽喉科の先生を紹介していただけますか？　それに、補聴器とやらで何とか、聞き取りが良くなるものでしょうか？」

「勿論、信頼のおける専門の先生を紹介しますよ。これまでの補聴器には問題もあるようですが、最近の補聴器は随分進歩しているとのことで、耳鼻咽喉科の先生から詳しいお話を聞かれたら如何でしょう」と、答えた。

95歳で亡くなられた先輩の元教授は、ある時「君の話はよく聞き取れるが、まあ、この年では半分程度でも聞こえれば良い。補聴器は買わされたが、あれは良くなかった。何とかならんもんかね?」と言われた事がある。結局、先生は90歳できっぱりと公的な場から身を引かれたのである。

私もそろそろ社会的生活に支障が出ない内に、「聞き取りの悪さ」に対応しなければならないと思っている。

老人性難聴とは?

先ず、耳の構造から理解してもらいましょう。図2に示すように、耳たぶ、耳介と言いますが、外からの音を集める役割を果たしています。そこから耳の穴、外耳道へとつながり、その奥に鼓膜があります。鼓膜には小さな骨が3個組み合わさっていて(つち骨、きぬた骨、あぶみ骨)、最後のあぶみ骨が鼓膜に伝わった音の振動を蝸牛と半規管からなる器官に伝えます。この器官の中はリンパ液で満たされていて、鼓膜から伝えられた振動がこのリンパ液に波状に広がり、蝸牛というカタツムリのような器官の中に伝わります。

　このカタツムリの殻の中には沢山の毛を持った数万本の細胞（有毛細胞）が並んでいて、リンパ液の振動で揺れ動き、その動きに有毛細胞が反応し、有毛細胞に接触している（シナプス）細胞（らせん神経節細胞）が、有毛細胞からの刺激を受け取り、頭の中の聴覚を感知する中枢神経細胞群（蝸牛神経核）に伝えます。こうして、私たちは外からの空気振動を「音」として認識しているのです。

　さて、老人性難聴は、基本的には、このゆれ動く毛の細胞（有毛細胞）が加齢と伴に減少してくる事によって起こってくる「聞こえ難さ」なのです。そればかりではなく、実は

図2　耳の構造と聴こえる仕組み

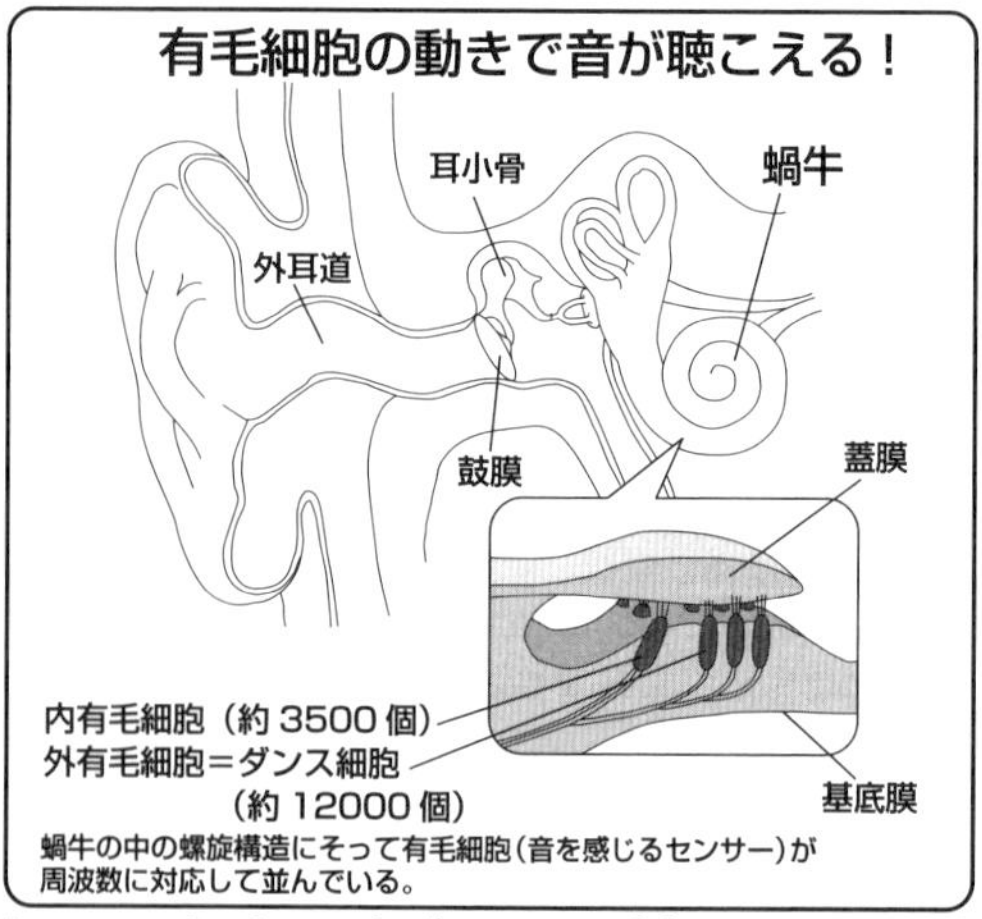

Mercure de Arts: カデンツア　丘山　万里子より改変

「らせん神経節細胞」も減少してくるのです。つまり、揺れ動く細胞が音の情報を伝えているのですから、その数が減れば、中枢に伝えられる情報量は少なくなります。老人性難聴の場合、この揺れ動く細胞の内、高い音（周波数が高い）に敏感に反応する細胞が少なくなっていきます。その結果、電話の音やスマホの呼び出し音、体温計の音、アラームの「ピーピー」音、などが聞こえなくなります。特に、「カ」行、「サ」行、「ハ、パ」行の音が聞きづらくなります。一方、聴力検査では低い方の音に対する聞き取りにはそれほど変化はありません。ところが、老人性難聴の場合、音が聞こえにくくなると同時に、音が聞こえても、何を言っているか分からないという、「言葉の聞き取りの悪さ」が特徴です。小さな音が聞こえなくなる一方では、少し大きな低音の音がうるさく感じる現象（リクルートメント現象）も特徴となっています。テレビドラマでセリフが聞こえづらいので音量を上げると、突然物が壊れる場面で急に音が大きく感じ、あわてて、音量を下げるというような事が起こるのです。

「聴力測定」だけでは老人性難聴の特徴を捉えられない

一般に身体検査や健康診断で両耳にピタリと被うヘッドホーンを付けられて、電気機器から単純な「ピー」となる低い音から高い音までが出され、聞こえたらボタンを押すという操作で、聴力が検査されます。これを「純音聴力検査」と言います。この時、聞かされる音は「純音」といって、規則正しく繰り返すきれいな「音の波」（音波）で、波の繰り返しを周波数と言います。つまり、1秒間に100回規則正しく繰り返す音の波を100サイクル（100Hz）、1000回繰り返す場合1000サイクル（1000Hz）となります。人の場合、日常会話で穏やかに話されている場合の音の周波数は500〜4000Hzの範囲です。このようにして測られた聴力では30代と比べると高齢者（60〜70代）ではすでに1000Hzあたりから聴力低下が認められます。つまり、高い音が聞こえなくなっているのです。

一方、純音聴力検査と同様に重要な検査として「語音聴力検査」があります。この検査では、「し」、「ち」、「き」などあらかじめ録音された単音節を聞かせて、どれだけ正確に聞き取れるかの正解答率を求めるテストです。このテストでは聴力の正常な若い人では100％の正解率ですが、高齢者になると、どんなに音を大きくしても、100％には達しません。高齢者の難聴では補聴器を付けて耳に入る音を大きくしても、会話の70％程度しか分からないという事になります。

老人性難聴では今まで述べてきたように、①高い周波数の音が聞こえない。②音弁別能力が低下して、言葉を正確に捉えられない、という特徴があるのです。

なぜ弁別能力が低下しているのでしょう

残念ながら、現在の医学では解決できない問題となっています。それは、加齢と共に前に説明した「有毛細胞」から信号を受け取る「らせん神経節細胞」も減少していて、その数は80～90代では正常の3分の2ほどになっています。つまり、音の振動で揺れ動く「有毛細胞」からの情報が十分に捉えられなくなっている事になります。この細胞から中枢へ信号が送られる訳ですから、それだけ、若い時にくらべて、音を弁別する能力が衰えている、また、弁別するのに時間がかかるという事になります。

聞こえない、聞き取りにくいを克服するために

高齢者は自分の難聴の問題にどれほど困っているか、語りたがらない、あるいは年だからと言ってあきらめてしまっている事が多いのです。その結果、人とのお付き合いも疎遠になりがちで、社会性がなくなり、終には認知症発症の危険さえも出て来るのです。我が国で65歳以上の530人での3年間の追跡調査では、老人性難聴が「うつ病」の発症率増加に繋がった、という報告もされています。

では、どうしたら良いのでしょう? 残念ながら老人性難聴を根本的に治療する手立てはありません。進行を少しでも遅らせるためには、生活習慣を改善する事です。少しでも

耳の血流を良くすることです。難しい事ではありません。適度な運動、バランスの取れた食事、特にビタミンを豊富に含んだ食材をお勧めします。さらに、高音や騒音の環境、ストレスをなるだけ避けて下さい。また、音楽活動、知的活動などの社会活動に積極的に参加することにより、会話聴取能力（聞き取り能力）の向上も期待できます。中でも、音楽活動が、認知機能や中枢神経系のネットワークに作用して会話音の聞き取りに改善効果があったとの多くの報告があります。

次に聞き取りが悪くなった音情報を何とか中枢神経系へ伝える手段として用いられてきた簡便な方法として「補聴器」があります。早めに補聴器を使用した方が生活の質の改善に繋がるとの報告があります。しかし、ここで問題となるのは、補聴器の性能です。前に説明したように、いくら音を大きくしたり、聞こえなくなった周波数帯を補償しても、会話が良く聞き取れる訳ではありません。

補聴器の仕組み

補聴器の基本的な仕組みは、①「マイク」で音を集め、音を②「電子回路で加工」して、③「アンプ」で増幅して、④「レシーバー」で音を出して鼓膜に伝えるという事になります。補聴器には様々なタイプがありますが、この基本的な仕組みに変わりはありません。従来の補聴器や通販などで販売されている補聴器や集音器は、2番目の音を加工する仕組みが無く、単に音を増幅して大きくするだけの物でした。それに、しばしば、手動で操作する必要があり、小さすぎて扱いが難しいなどの問題がありました。そのため、多くの人たちが、せっかく購入した補聴器の使用を止めてしまっていたのです。このような補聴器の性能の問題ばかりではなく、実は「実際に問題はあるけど、年をとって見られるのが嫌だ」とか、「年をとり過ぎているから、もうこのままでいい」とかの心理的な要素も含まれています。

確かに、一世代前の補聴器には問題がありました。でも、最近の電子機器の進歩や小型化には著しいものがあります。補聴器の進歩も例外ではありません、ここで補聴器の宣伝をするつもりはありませんが、現在市場に出回っている補聴器の性能について簡単に説明しましょう。先ず、マイクの小型化が進むと同時に高感度、高性能となっています。マイクで集められた音は、次に電気信号に換えられて、②の電子回路に入り、様々な変換が行われます。入ってきた音の強弱、高低、方向などの要素を変えて、③の増幅器に送り込み、不要な雑音を押さえて語音（言葉の音）を強調させてより快適に聞こえるようにします。この際、周囲の音や環境に合わせて自動的に音量や音質を調整して、環境が変わっても特別な操作を必要としないように設計されています。この調整された電気信号を空気振動の音に変えて鼓膜に届けるのがレシーバーです。このレシーバーも補聴器のサイズに合わせて小型化、高性能化されています。このように最新の補聴器は周囲の環境に合わせて、たえず自動的に最適な音に調整して、人の耳になじむ最適な音を届けてくれるようになってきました。また、最近では、スマートフォンをはじめとするワイヤレス化も注目されています。将来的には人工知能の進歩によりさらに高い性能の補聴器が導入されると期待されます。今60代の皆さんには70代になった時に新たな高性能の補聴器の恩恵に浴するかもしれません。

ただし、ここで問題なのは、使用する側にあるのです。

補聴器に慣れる―使いこなす―

補聴器を使い始める場合、次の事を良く理解し、認識しておく事が必要です。まず、どんなに高い性能の補聴器であっても、器械から発せられる「人工の音」であって、今までなじんで来た自然の音ではない事です。「これで聞こえるようになるのだ」という安易な期待は禁物です。補聴器を装着することへの期待との大きなギャップを生じ、その落胆のために装着をあきらめてしまう人が多いのです。ある調査では補聴器を購入した人の内、75歳以上では25％もの人たちが全く補聴器を使わなくなってしまった、という報告があります。こうならない為にはまず、①人工の音に慣れるために自分から使いこなす努力をしなければなりません。そのためには、②少しずつ時間をかけて複数回調整をする必要がある事です。これには、③補聴器取り扱いの専門家との協同作業がかかせません。信頼の置ける耳鼻咽喉科の医師（学会が認めた「補聴器相談医」）と専門店（認定補聴器販売店）の技士と良く相談することです。

補聴器は高額です─　医療控除と補助金制度の利用─

これまで説明してきたように、高齢者の難聴にとって補聴器は重要な医療機器ですが、現在補聴器の普及率は欧米に比べてかなり低い水準にあります。かなり補聴器を付ける事に心理的なためらいや文化的な背景があるのかもしれません。しかし、最近の性能の良い補聴器ほど高額（機種によっては両耳用で40～80万円）であり、なかなか購入に戸惑いがあるかもしれません。入れ歯の場合、健康保険制度のおかげで総入れ歯であってもそれほどの経済的な負担にはならないのですが、難聴という「病的な状態」に対して購入の公的補助制度がととのっていませんでした。すべて自費扱いになり、経済的な負担が重く、そのため購入をあきらめてしまう事が指摘されてきました。その解決策として、平成30年になり日本耳鼻咽喉科学会は『補聴器相談医』が発行する補聴器が必要であるとする「診療情報提供書」によって診療や治療を必要とする「医療器具」と証明された上で、「認定補聴器販売店」

で購入した場合に限り、医療費控除を受ける事ができるようになりました。ただし、補助金をもらうためには「障害者総合支援法」に基づき、身体障害者の判定を受ける必要があります。その後聴力の判定を受け6級以上であれば認可がおり、原則9割を国や自治体が負担してくれます。詳しくは社会福祉事務所に問い合わせてください。

聞こえが悪くなったと自覚したら、耳鼻咽喉科（できれば学会認定補聴器相談医）で正確な診断を受け、補聴器が必要となったら、「認定補聴器販売店」で購入しましょう。

決して、誇大広告にあるような安物に手を出さない事です。補聴器はあなたのこれからの快適で社会性に富んだ人生への投資と思って下さい。

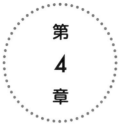

第4章

息切れがして坂道が登れない

第4章

息切れがして坂道が登れない

4年前の事、昼間は何ともなかったのだが、夕方から突然右の上腹部が痛くなり、呼吸をする度に痛みが強烈になる。しばらく様子を見ていたが、夜中になりさらに症状はおもくなってきた。右上腹部痛、呼吸で増悪、冷や汗、発熱などの症状から胆のう炎か胆石症、場合によっては腹膜炎の疑いがある。夜中ではあるが、とにかく痛みを我慢して自分で運転して総合病院の救急外来を受診することにした。

救急外来に到着した時にはすでに午前2時を過ぎていたが、多くの患者さんが不安な様子で受診の番を待っている。しばらくして私の番になり、若い救急医が診察をした後、緊急の血液検査と腹部CT検査をオーダーした。検査の結果を見た知り合いで後輩の指導医は、「先生、よく我慢していましたね。胆石が胆管に詰まり急性胆のう炎を起こしています。危うい所で破れて腹膜炎になるところでしたよ。今が手術をする絶好の時期です」と言われた。結局、スタッフなどの問題があり、その晩の内に手術とはならず、翌朝一番に内視鏡的に胆石を摘出し、抗生剤で治療するという方針に決まり、入院治療を受けることになった。幸い熱も下がり、炎症反応を示す値も下がり、1週間で退院となった。退院翌日に病院に勤務することになったのだが、病室のある2階の階段を上がるのに足が動かない、少し努力して登ろうとするのだが、すぐに息切れがするのである。急に脚の筋力が衰えた感じであった。高齢になるとこんなにも早く筋力が衰えるのだと初めて実感したのである。

高齢者の場合、1週間寝たきりになると、筋力回復のためにリハビリテーションをして元に戻るに2週間かかると言われている。そこで、外科では筋力の低下を防ぐために術後翌日から離床の訓練をはじめ、脚や背中の筋肉の衰えを予防する。手術を受けたばかりの患者さんにとってまだ手術の傷は塞がっていないし、起きて歩くのは確かに苦痛である。しかし、この苦痛を克服してこそ回復は早く、退院も早くなる。

一般に急性期の病気で手術をした場合、急性期病院での入院期間は約2週間程度である。これは急性期病院側にとってそれ以上長く入院させると病院側に入る医療費収入が低減されるという保険制度の問題（医療費抑制政策）があるからである。従って、現在の医療制度では、2週間ほどで十分な回復が認められない場合には、急性期病院から、次のステップとして「回復期病棟」を持つ病院に転院し、そこで治療を受ける事になる。場合によっては、回復が長期に渡りさらに医療が必要となるだろうと思われる患者さんは、直接「急性期病院」から、回復期病棟を経由しないまま、「療養病棟」がある病院に移ることもある。一方、回復期病院でも、まだ回復が十分でない患者さんは、ある一定期間、脳梗塞や脳出血などは150日以内、高次脳機能障害（脳がダメージを受け、記憶・思考・言語などの機能が低下した状態）や脳卒中の重症例は180日以内、大腿骨頸部骨折、廃用症候群は90日以内、股関節・膝関節などの神経、筋や靭帯の損傷は60日以内）経過すると、更に療養を続けるため「療養病棟」に転病棟あるいは「療養病棟」のある病院に転院する事になる。若い人の場合、足を骨折して手術を受けて、10日もすれば回復期病棟でリハビリテーションを受けて、社会復帰ができるが、高齢者の場合、現在の医療制度ではかなり様々な問題が起こってくるのだ。

ここでは、『療養病棟』での患者さんの例を紹介しよう。患者さんは家の中で転倒して大腿骨頚部骨折で手術を受けた90歳の女性である。仮にこのご高齢婦人の名前を「吉田」さん、と呼ぶ事にする。吉田さんは早くにご主人を亡くし、３人の子どもはそれぞれの家庭を持ち東京、大阪、福岡に住んでいる。吉田さんは子どもさんたちが独立して家を離れて以来、一人での生活となった。80歳代頃から足の衰えを感じるようになり、積極的に散歩や老人会の「歩こう会」などの行事に参加していた。そのお陰で、90歳になるまで歩くのにほとんど不自由を感じていなかったそうである。しかし、ある時ふとしたはずみで、居間のカーペットにつまずき転んだのである。起き上がろうとしたのだが、右足の付け根あたりに強い痛みを感じて、起き上がれなくなった。何とか這って電話のある所まで行き着き、救急車を呼んだ。後は、救急車で運ばれて総合病院に入院。救急救命室で「右大腿骨転子部骨折」（大腿骨の一番上で骨盤に直接接触する骨の部位（転子部）骨折、高齢者の転倒で最も起こりやすい骨折）と診断され、3日後に整形外科で手術を受けることになった。（図3）その後、リハビリテーションを受けて、総合病院整形外科から回復期病棟のある別の病院に転院。

そこでリハビリテーションを受けて平行棒に掴まりながら歩く事ができるようになった。しかし、リハビリテーションに積極的に参加しようとしていたのだが、息切れがするようになり、リハビリテーションがつらくなってきた。その頃、足全体がむくむようになってきたことからリハビリテーション医からしばらくリハビリテーションを中止して様子を見るように指示され、同時に内科の診察を受ける事になった。いろいろ検査の結果、心臓の血液を送り出す力が弱くなった「軽度心不全」と診断され、心不全の治療に専念する事になった。その内に回復期病棟で入院治療の期限（90日）を過ぎることになり、リハビリテーションと内科的治療を受けられる「療養病棟」に入院となったのである。吉

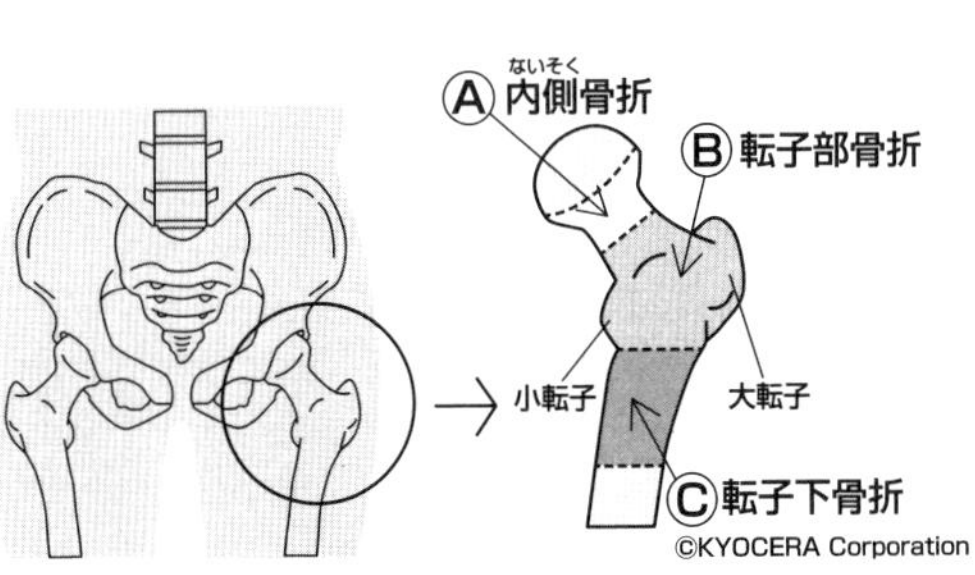

図3　大腿骨転子部（骨折を起こしやすい部位）

田さんの例は、多くの高齢者が大腿骨頚部骨折術後にたどる典型的な経過である。

療養病棟に入院して来た吉田さんは、特に顔や足にむくみも無く、はっきりとした口調で、「先生、宜しくお願いします」と言った。

「こちらこそ、今日から私がお世話する事になりました。大変だったですね。今はいかがですか？　足の痛みはありませんか？」と尋ねると、

「痛みはありません。なんとか歩けるようになると良いのですが、リハビリ、しっかり、頑張ります。これで病院を3回もかわったので、もう入院に慣れました。皆さん良くしてくれましたので本当に助かりました。でも、ちょっと環境が変わると夜眠れなくなるので、それが心配です。」

「そうですか、ご不自由なことがありましたら何でも言って下さい。早くこの病院にも慣れてリハビリを頑張ってみましょうね。」

「お願いします。これまで通りになれるよう何とか頑張ります」と、今度は私と看護師の方に目線を向けて答える。耳も良く聞こえるようで、問題なく会話が進む。記憶力にも問題は無さそうで、昨日前の病院での退院時の説明などについても記憶が明瞭である。

少し話が進むと、

「先生、どうしてあんな、ちょっとしたカーペットの端につまずいて転ぶなんて、考え

られませんでした。いつも転ばないように気をつけて歩いていましたし、できるだけ散歩を欠かさず、それに、毎朝ＮＨＫのラジオ体操もしていました。もう、これで、３回も病院をかわるなんて、思いもよりませんでした。もう、このまま寝たきりになってしまうのかと心配です。今度こそ歩けるようになりたいです」と、目にうっすらと涙を浮かばせながら訴えた。

「でも、このお年まで元気に過ごされてきたのは、日頃の散歩や体操で足腰を鍛えてこられたおかげですよ。本当に良く気をつけてこられましたね。感心します。でも、あきらめないで下さい。必ず、また、歩けるようになります。心臓の方もかなり良くなっているようですし、今日が出発点です、リハビリの担当者と二人三脚で歩く練習に励みましょう」と、促すと、

「そうですね、気持ちを持ち直してみます。宜しくお願いします」と、少し明るい声で答えてくれました。それから吉田さんは、意欲的にリハビリに参加するようになり、見違えるように元気になり、最初は平行棒掴まり立ちから、杖歩行、見守り独歩20ｍ可能にまで回復し、約3カ月で退院となった。退院後は、自宅で一人での生活が困難との子どもたちの勧めで「介護付き高齢者賃貸マンション」施設に入居する事になったのである。吉田さんのように積極的にリハビリテーションに意欲的に参加する高齢者は例え90歳を過ぎた高

齢者であっても、確実に筋力が付き、歩行が可能となるのだ。

　ここで問題とするのは、「息切れ」ではない。高齢者が「息切れ」して坂道が登れない時には多くの場合、肺や心臓に問題がある。しかし、筋力が衰えて坂道や階段を上がろうとする時には、衰えた筋肉を動かそうとするために多くのエネルギーを必要とするのであり、疲れ果ててしまい、しまいには、筋肉が動かなくなる。筋肉に少しでも多く酸素を送ろうとするため呼吸や心拍数は早くなる。この場合の「息切れ」は、必ずしも肺や心臓の病気ではない。筆者の高齢テニスで錦織選手ご用達のウエアを着ていても、北島選手バージョンのゴーグルを付けて泳いでもすぐに「息切れ」がして、動けなくなるのである。足腰の衰えは、隠しようもない。ちょっと横にそれたボールを打ちに行こうとした瞬間足がもつれて、転んで醜態を演じるのである。

　では、なぜ高齢になると筋力が衰え、転倒しやすくなるのだろう？　どうしたら、高齢になっても少しでも足腰を鍛える事ができ、快適な生活が送れるのだろう？　テレビのコマーシャルや新聞の大広告で、このサプリメントを飲めば「階段がスムーズに登れます」とか、この道具で「筋力アップが図れます」などと宣伝されているが、果たしてどれだけの効果があるのだろうか？

　ここでは、高齢者向けの足腰を鍛える運動について考えてみよう。

足腰の衰えを防ぐには

筋肉とは?

先ず筋肉の衰えについて説明する前に、「筋肉」の構造と働きについて理解しましょう。「筋肉」と言えば、食べ物の「肉」を思い浮かべるように、ある程度の認識はあるでしょう。鳥のささみは白くて柔らかい、もも肉はやや赤みがさして、歯ごたえがあります。牛肉でヒレ肉は柔らかく、脂身が少ないなど、それぞれの肉に特色があります。私たちの体を支えている筋肉もそれぞれ、ついている場所によって、性質や働きが異なっています。それらの「筋肉」は一本一本の「筋肉線維」が束となって一塊となり、太い筋肉、長い筋肉を構成しています。(図4)

一本一本の筋肉線維細胞は長いものでは、骨

骨格筋の構造

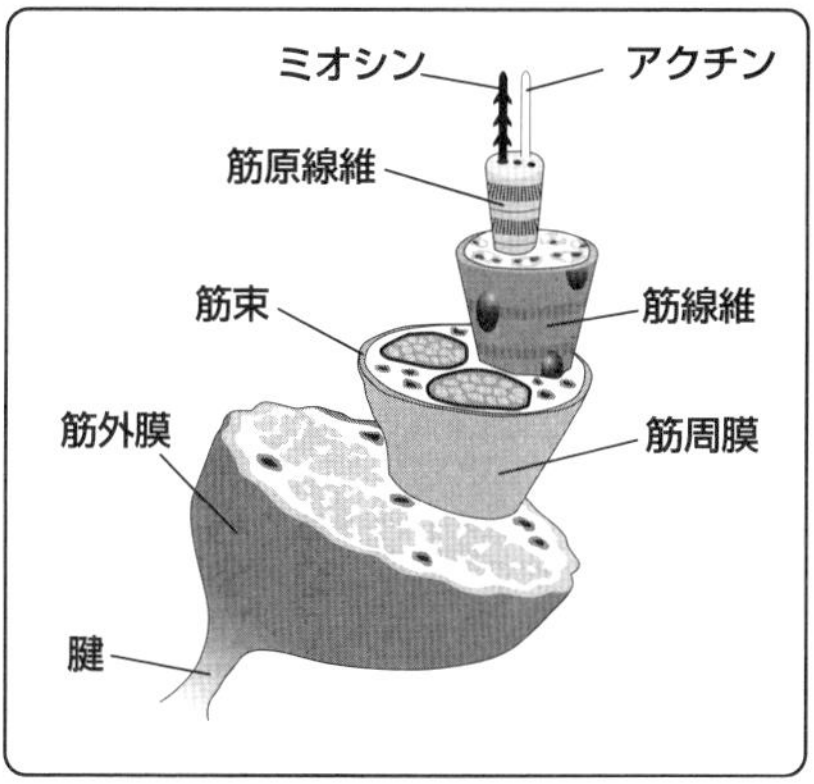

図4　骨格筋の構造

盤の付け根から膝の位置にまで50～60㎝に及ぶものがあります。この細胞の中は、更に「アクチン」と「ミオシン」と呼ばれる蛋白質の線維から成り立っていて、この二つの蛋白質が互いにより合って、収縮、弛緩（ちぢむ、のばす）を繰り返し、全体の筋肉がそれぞれの役目を果たしています。このように、筋肉は全て「蛋白質」から構成されているのです。

この蛋白質が消耗したり、傷ついたりすると、筋肉線維細胞の中には沢山の「核」と呼ばれる小器官があり、それには蛋白質を合成する設計図（遺伝子情報）が組み込まれていて、細胞の外から種々の「アミノ酸」を取り込んで「蛋白質」を合成します。更に、収縮、弛緩には「エネルギー」が必要で、その供給源になる「ミトコンドリア」という小器官が筋線維細胞の周囲に存在しています。その他、エネルギーの元になる「グリコーゲン」等の物質や電解質が細胞内に含まれています。この細胞は常に活動していて、体全体の緊張を維持しているのです。しかし、多くの緊張を維持する必要が無いような場合、例えば、長く寝たきりの状態や、宇宙での無重力の場合、細胞は働きを止め、蛋白質の合成をやめ、筋肉全体はやせ細り、力も出なくなります。このようにならないためには、筋肉細胞には常にある程度の重力あるいは力が働いていていなければならないのです。

ここで理解してもらう事は、次の5点です。

①筋肉は「蛋白質」で構成されている

②蛋白質合成に「アミノ酸」が必要
③「アミノ酸」は食物から供給される
④筋肉細胞には常に「力」の作用が働く必要がある
⑤エネルギーを供給するには十分な「酸素」が必要である

高齢者の筋肉の特徴－サルコペニア－

高齢者になると活動が減る生活習慣などの影響で急に筋肉が衰えてしまう状態を「サルコペニア」（筋肉・減少）という言葉で表す比較的新しい考え方が提唱されています。この状態は65歳以上になると起こりやすく、75歳で急に増えてきます。その特徴は、「歩行速度が遅くなる、横断歩道を時間内に渡るのが困難になる」、「転倒しやすくなる、転んで手をついて腕の骨折をする、大腿骨頸部の骨折を起こしやすい」、「日常生活で動作が緩慢になる、靴下が立って履けない、着替えがスムーズにできない、入浴が難しくなる、ペットボトルのキャップを開けるのが難しくなる」などの状態が起こってきます。このような状態は、足の筋肉ばかりでなく、体全体を支える筋肉が衰えてきた結果なのです。このような症状に思い当たる方がいれば、専門の病院で診断をしてもらうことをお勧めします。サルコペニアの診断は、筋肉量、歩行速度、握力を測定して行います。

財団法人長寿科学振興財団の「健康長寿ネット」によれば、四肢骨格筋量は四肢の筋肉量（ALM）を身長（m）の2乗で割った二重エネルギーX線吸収測定法（DXA）の値（kg／m²）がある値以下で、10mの歩行速度が0・8m／秒未満、握力30kg未満（男性）、女性20kg未満をサルコペニアと診断しています。65歳以上の高齢者の場合、歩行速度が1m／秒未満、もしくは握力が男性で25kg未満、女性20kg未満である場合で、さらに下腿周囲が30cm未満であれば、サルコペニアと診断されます（サルコペニアの診断：健康長寿ネット）。

では、筋肉量が減り、筋力が衰えるという事はどんな状況でしょう。「筋肉が衰える」には3つの要素があります。1つ目は、一本一本の筋線維細胞の数が減少している事。2つ目に何らかの原因で筋線維細胞の中の「蛋白質」が減少している事。3つ目には神経から筋肉を動かす指令が届かなくなる事が挙げられます。そうなると、それぞれの筋肉は細くなり、力が発揮できなくなるのです。それを予防するのは、食事からできるだけ蛋白質をとり、さらに適度な運動をして筋線維細胞を働かせる事です。

高齢者の筋肉の衰えを防ぐ食事は　―蛋白質を摂る―

テレビの長寿番組で元気な高齢者に、「どんな食事をしていますか？」と言う質問に、「よくお肉を食べます」と言う答えがかえってくる事を耳にします。確かに、元気な高齢者ほど食欲もあり、適度な運動もしていて、いかにも若々しく見えるのです。では、肉を食べているから元気なのか、元気だから肉が食べられるのでしょうか？　なかなか一般の高齢者にとっては判断がつかない問題です。テレビに出て来る長寿高齢者（１００歳に近い）は特別で、一般の高齢者には見られない特別な遺伝的な特徴を持ち合わせています。従って、そのような人たちは元気だから肉が食べられるのです。では、一般の平均的な高齢者の場合、筋肉の衰えを防ぐ食物とは何でしょう？

それは『「蛋白質」を摂る』の一言につきます。確かに肉や大豆は「蛋白質」の宝庫です。厚生労働省が推奨する高齢者の一日の蛋白摂取量は、男性60ｇ、女性50ｇとされています。では、どんな食事内容であれば、これだけの蛋白質が取れるのでしょうか？　たとえば、ご飯一杯、４ｇ、牛肉、あるいはトリ肉１００ｇの場合、およそ20ｇ、それにサケ一切れで15ｇ、納豆１パックで13ｇ、牛乳２００㎖（１パック）７ｇで、合計59ｇになります。しかし、これだけの献立を毎日食べるのは大変です。高齢になれば、一回の食事量は減ってきます。そこで、無理をせずに蛋白質を摂るには、やはり魚の肉（白身や赤身の刺身や煮魚）、ハンバーグの肉、玉子、牛乳、納豆や豆腐をバランスよく食べることです。何も、「肉」だけを食べろと言う訳ではありません。これらの食物をバランスよく食べることで十分筋肉の元になる蛋白質を摂る事ができます。

蛋白質は、それぞれ互いに結合する約20個ほどの「アミノ酸」から成り立っています。一個一個の「アミノ酸」はそれぞれ構成する分子に差がありますが、ほぼ同じ形をした建築現場の「煉瓦」と思って下さい。この「煉瓦」を組み合わせたのが「蛋白質」になります。食物から蛋白質を摂ると、胃腸で分解されて、元のアミノ酸「煉瓦」となり、胃腸管から吸収されて血液に入り、全身を回ります。そこで、筋肉はこの「煉瓦」を取りこんで、「ミオシン」と「アクチン」という新たな蛋白質に再構成します。この際、食物由来のどのアミノ酸煉瓦を使うか、あまり差はありません。強いて言えば、ミルク由来のアミノ酸は大豆由来のアミノ酸より吸収が遅く、そのため、筋肉側ではゆっくりと時間をかけて蛋白質合成ができ、効率が良いのかもしれません。

一方、大豆蛋白由来のアミノ酸は早く筋肉細胞に取り込まれるため、合成に必要なアミノ酸が余分になり、血液中に漏れ出して、肝臓で分解されてしまうのではないかとも言われています。いずれにしろ、肉由来の蛋白質も大豆由来の蛋白質にもほとんど差がないと思ってください。つまり、筋肉の衰えを防ぐには、何も「肉」だけを食べろと言うのではなく、要は昔ながらに「バランスの取れた食事」を規則正しくする事です。

筋肉維持のサプリメントは必要ですか？

高齢の皆さんには馴染みがないかもしれませんが、インターネットで「筋肉増強」と検索すると沢山の筋肉増強用のサプリメントの宣伝が載っています。一方、高齢者の方々が目にする新聞の広告やテレビでもサプリメントの広告はよく載っています。つい、手を出したい誘惑にかられます。しかし、ここでしばらく立ち止まって下さい。

以前、私が大学に勤務していた時、朝早くからボート部の学生たちが朝練習という事で、備え付けの「ボート漕ぎ模擬練習台」で筋肉増強の訓練をしていました。学生たちが朝から頑張るのを見て、話を聞く機会がありました。学生たちは朝早く食事も取らず、練習をした後に、いわゆる「プロテインシェイク」とか言う銀色の袋に入ったサプリメントを飲んでいました。そのサプリメントには英語で何やらもっともらしく説明がされていて、いかにも高価で、それに筋肉増強に効き目がありそうな感じです。どんな物が入っているのか見てみると、英語で「ソイビーン・プロテイン」と書いてあります。つまり、「大豆蛋白質」の事です。確かに、筋肉強化訓練の後に、蛋白質を補うのは理にかなっているかも知れません。

でも、「ソイビーン・プロテイン：大豆蛋白質」を高い金を払って飲む必要があるのでしょうか？大豆蛋白質なら「豆腐1丁」「納豆1パック」それにきちんとした朝食、卵、牛乳で十分なのです。

ここで、言いにくいことですが、はっきり言いましょう。高齢の皆さんは「筋肉増強」とか「スムーズに歩ける」「階段が楽に登れる」とかいかにも効きそうな宣伝文句のサプリメントに高価なお金を払って飲む必要はありません。広告の下の方に、小さな文字で「これは個人の感想で、効果を発揮するには適切な食事と運動が必要です」と書いてありますから。

高齢者向けの運動

高齢の皆さんの記憶に残っている事と思いますが、女優の森光子さんは、2010年の「放浪記」最後の公演まで、スクワットを続けられていたそうです。それより前の1992年頃から日中75回、夜5回のスクワット、エアロバイクを漕ぐなどの運動を続けて、80歳代になっても、なお若々しい容貌を保っていました。確かに森さんの意志の強さに感心するものの、これだけの努力は誰にでもできるものではありません。そこで、ここでは高齢者向けの運動の要点について説明しましょう。

筋肉量の維持や増強に、運動はかかせません。良く言われている事ですが、筋肉量を維持するためには一日6000～8000歩を歩くことが必要です。さらに筋肉量を増やすためには、「筋肉トレーニング」を行う必要があります。高齢者になれば、誰でも筋肉量は減少するのですが、ここで筋肉トレーニングを行えば、確実に筋肉量を増やす事ができる、と証明されています。今から30年前にアメリカで80歳の女性数人を対象に筋肉トレーニング（高齢者向けのトレーニング）を行った結果、全員の筋肉量が増え、生活の質の向上が認められた、という論文を見て驚いた事を覚えています。最近、リハビリテーションでは要介護の高齢者を対象に1時間の適度な運動を行えば1年間で筋肉量を約6％ほど増やす事ができると示されています。これは、リハビリテーションという治療過程で、運動が定期的に理学療法士の指導の基に行われた結果です。そこで、自発的に運動するには、日常生活の中で比較的取り入れやすい運動を行うのが良いでしょう。

つまずかないために

特に下半身を中心に筋肉トレーニングを行うと、効果的に筋力を増強することができますが、まず、簡単につまずかないようにする運動から始めてみましょう。

つま先上げ運動：立ったまま、つま先を上げる運動です。かかとで立つ感じです。不安定な場合には机など何かにつかまります。そのままつま先をゆっくり下げます。これを10回1セットとして、2〜3セット繰り返します。この運動は、下肢の前にある前脛骨筋をきたえて、つまずきの防止に役立つのです。ちょっとした時間でも利用して試みて下さい。

足指運動(グー、パー):年齢と共に足先の感覚や運動が鈍くなり、靴下を履くのがスムーズにできないようになります。これを防止して歩く時の感覚をしっかりと脳に伝えます。足指を動かす筋肉は体のバランスを取るのに重要な役割を果たしています。簡単な運動です。足指で物をつかむように曲げ、続いて、足を開く運動を繰り返します。いつでも、どこでも思いついた時に20回、3セットほど行って下さい。

姿勢を保つために

体を支えて姿勢保持能力を高め、転倒予防、スムーズに歩く能力を高めるには、地球の重力に抵抗して働く筋肉が重要な役割を果たしています。これらの筋肉には背中、腹部、お尻、太ももやふくらはぎを構成する筋肉群があり、互いに協調して伸び縮みして重力に抵抗して姿勢を保っているのです。高齢になるとこれらの筋肉の衰えが始まり、日常生活に支障を来すことになります。そこで、これらの筋肉を動かす事により筋肉量を増やせば、高齢者であってもエネルギー代謝の向上、血流の増加、生活機能の向上が期待されるのです。高齢者にとってジムで若い人たちが行っているような「筋トレ」などの激しい運動は必要ではありません。体に無理をかけない、その人の健康状態に合った運動を紹介しましょう。

腹筋トレーニング：先ず、仰向けに寝て膝をたてます。次に両手を太ももあたりまで伸ばします。そして、息を吐きながらゆっくりと頭を持ち上げ、おへそを見るような姿勢をとります。それから少し肩甲骨が床から離れるまで頭を持ち上げ、5～10秒ほど静止したままにします。次に息を吸いながら、ゆっくりと頭を下げて床に付け、一息つきます。この動作を10回ほど繰り返します。これで、お腹の筋肉がかなり緊張しているのが分かります。これを1セットとして、2、3回繰り返します。

この腹筋運動は腰に負担をかけずに行えますし、首の周りの筋肉をも同時に鍛えることができます。リハビリテーションでは実際にこの運動を患者さんで行っています。

深呼吸、吐き出し運動：腹筋トレーニングと同じ姿勢をとります。そこで思い切り横隔膜を膨らませて、息を吸い込みます。次にゆっくりと息を吐き出し、下腹が凹むまで下腹に力を加えます。この運動は下腹部の筋肉を鍛えるだけでなくお腹の中の筋肉にも働きかけ姿勢の保持に役立つのです。簡単な運動です。深呼吸、吐き出しを10回ほど繰り返してください。

骨盤挙げ運動：仰向けに寝て両手を腰まで伸ばしてそっと添えます。できれば掌を上向きにして床に付けます。この姿勢で骨盤を持ち上げるようにして、膝の上の線にお腹、肩が一緒の線に成るまで15秒保持します。ちょっときついかもしれません。3回ほど繰り返します。姿勢の保持に役立つ筋肉の運動になります。

その他、太ももの筋肉を鍛える運動として、片足立ち10秒、左右それぞれの足で10回ほど繰り返す、おなじみのスクワットなど、簡単にできる運動があり、工夫しながら日常生活の中に取り入れてみたらどうでしょう。

ただし、張り切って頑張らない事です。それこそ、「年寄りの冷や水」怪我、故障の元です。何より継続が大切なのですから。

第5章

突然足が萎えて歩けなくなる

第5章　突然足が萎えて歩けなくなる

今から思えば確かに前兆があったのである。

55歳の5月5日、同僚の教授から、「子どもに用なし、孫もいない者、集合」との声掛けで、テニス同好の連中が集まることになった。その頃、研究に多少いき詰まっていて、ストレスもたまり、気分が優れない事が多く鬱々としていたのである。「男子更年期」の始まりか、と思っていたが、とにかく何とかこの状態を打開しなければならない、気分転換にテニスでも始めてみようかと思案していた矢先の誘いだった。明るい日差しの中で、皆楽しそうにゲームに興じている。その姿を見て、決心し、「テニス」を始める事としたのである。

先ず、生活習慣を変え、規則正しく基本から練習をするために、テニス・スクールの「初心者コース」を受ける事にした。毎週決まった時間にスクールに通い、若い女性たちに混じり練習に励んだ。ところが、さすがに若さには勝てず、次々と彼女たちは「初級コース」を卒業して、上のコースに進んで行ったのだが、コーチから「あと、1期、ここで頑張ってみましょうか」と言い渡される始末であった。しかし、お陰で、気分転換となり、研究面でも上向きとなって、病気にもならず無事65歳の定年を迎えることができた。

定年後もスクール通いを欠かさず、時々はテニス仲間とゲームを楽しんでいた。70歳になった頃、時々ゲーム途中で足が萎えて動けなくなり、ゲームを中断して、コートを出てちょっと休むと足の感覚が戻り、またゲームに復帰するというようなことがあった。その頃、出張で東京に出向き羽田空港に着くと、出口まで約５００ｍの「歩く歩道」を歩かなければならない事になる、しかし、しばらくすると足がしびれたような感じとなり、『歩く歩道』で立ち止まり、そのまましばらく前屈みの姿勢をとると、また歩けるようになる、そんな事が時々起こった。普段はほとんどどこに行くにも車を使っていたので、日常の生活で歩くのに不自由を感じた事は無かったのである。

しかし、ある日病棟の勤務を終え、駐車場に向う途中、それは突然起こったのである。急に足がしびれて、やっと車までたどり着き、シートにどっと座りこんでしまった。しばらくするとしびれは取れて、ブレーキを踏むのにも力が入り、運転には差し支えないまでに回復した。この症状は、何か脊髄の神経に問題があるのではないか、場合によっては、「脊柱管狭窄症」ではないかと思いついたのである。歩き始めには問題がないが、50～１００ｍも歩くと、足がしびれて歩けなくなる、立ち止まって少し前屈みの姿勢を取って休むと、また歩けるようになる、という「間歇性跛行」ではないか？　そういえば、数カ月前から何となく膝から下の方の足のしびれがあるような気がして、時々足をさすっていたことがある。

早速、翌日後輩の整形外科で脊髄外科専門の医師に電話をかけて相談する事にした。整形外科医にもそれぞれ得意分野、あるいは専門分野があり、股関節、膝専門、肩、肘専門などがある。現在ではネットでそれぞれの分野で得意とする整形外科医を見つける事ができるようになっている。ネットでその整形外科医院を探し、ホームページから予約の為の手続きをする。多少この手続きの書き込みに不安を感じたので、直接電話する事にした。

「こんにちは、こちらは吉田整形外科医院でございます。何かご用でしょうか?」と、丁寧な返事が返ってくる。

「はい、以前先生に腰痛で診てもらったことがある者ですが、先生にご相談したい事がありまして、お電話した次第です」

「はい分かりました、今院長は外来診察中ですので、後ほどご連絡するように伝えておきます。お名前をお伺いしてもよろしいですか?」というようなやり取りがあり、名前と身分を名乗り、連絡を待つ事とした。午後になり吉田整形外科医院から直接携帯に連絡が入った。

「お久しぶりです。退職後もお元気にしておられるとうかがっとりましたが、如何ですか?」

「イヤー、何とか元気にしていましたが、つい最近、突然足がしびれて歩けなくなるような事が度々ありまして、先ずは先生に相談しようと思ってお電話した次第です。」

「そうですか、確か先生はお若い頃、外傷性の椎間板ヘルニアを患って、手術をしておられますよね。まあ、その辺りから今度の問題が起こっているのかもしれません。いずれにしろ診察をした上で今後の事についてご相談しましょう。受付に電話を回しますので、予約をしておいて下さい。」との後に、数日中に受診することとなった。予め勤務する病院で腰椎のレントゲン検査と腰椎ＭＲＩ検査をし、そのデータを持って行く事にしたのである。腰椎レントゲン検査、腰椎ＭＲＩの画像を見ると、我ながら驚くほどの変形が認められる。更にＭＲＩ検査でも明らかに2カ所ほど脊髄が圧迫されている画像が見えた。

早速診察が始まると、整形外科医の机にある大型のモニターに既に受付で渡しておいた画像データーが写し出されている。

一通りの問診と神経学的な検査の後に、吉田医師は、「診断結果と画像を見ますと、明らかに「脊椎管狭窄症」ですね。この所と、ここに脊髄が圧迫されている箇所が見えます。以前椎間板ヘルニアの手術を受けられた場所の上の脊椎に負担がかかり、少しずつ変形が生じてきたのでしょう。いろいろ考えますと、薬物での治療やコルセットでの保護では症状は取れないかもしれません。まだまだお若いし、お仕事の事を考えますと、今一番圧迫をしている箇所の脊椎の部分を削って神経の圧迫を取る手術をお勧めします。下肢の筋肉はまだしっかりしておられるし、筋力も衰えておられないようですので、手術で圧迫を取れば、直ぐに元通りに歩けるようになりますよ。」

吉田医師は大学医局時代から脊髄外科を一手に引き受け、多くの患者さんの手術を手がけてきたベテランの医師である。

「先生の勧めに従いましょう。まだ足腰もしっかりしていますし、しばらくは働きたいと思っています。よろしくお願いします。で、手術入院はどのくらいかかりますか？」と尋ねると、

「ちょうど、手術予定の患者さんが都合でキャンセルになりましたので、そうですね、来週の金曜日朝一番の時間帯で如何でしょうか？　入院は、回復にもよりますが、10日ほど予定しておいて下さい」

その後、術前の検査のための受診を経て、特に問題なく手術となった。手術前日に入院して、翌朝の手術の為に麻酔医から全身麻酔の手術を受ける旨の詳しい説明を受けた。特に不安を感じてはいなかったし、むしろ病状の改善の期待感が大きかったのである。しかし、吉田医師から術前の説明の中で、『術後の経過は人それぞれです、特に先生の場合、2カ所の狭窄がありますが、症状を取るために特に圧迫している部分の圧迫除去手術を行います。前にもお話したように、おそらく問題なく回復し、日常生活に支障はないと思いますが、過度の期待はしないで下さい』との、最後の言葉が多少気にはなっていた。

手術は無事終了し、翌日留置膀胱カテーテルが外されると午後からリハビリテーション

で下腿のリンパマッサージを受けた。その後に軽い起立歩行訓練があり、何となく下肢のしびれ感が薄れ、それに足先が暖かく感じられるようになっていた。3日目には午前中に歩行器上での歩行訓練、室内で杖歩行訓練があり、午後から病院敷地内歩行訓練となり、密度の高いリハビリテーションを受ける事になった。4日目には、病院敷地内を出て一般道路の歩道を歩行する訓練になり、ここでかなりの距離を歩けることが分かり、「ああ、手術してよかった。また、歩けるようになった」のだという実感が湧いたのである。7日目には早期退院して職場に戻った。それから、1カ月ほど自動車の運転は控えるように言われ、多少不便を感じていたが、1カ月を過ぎるとほぼ日常生活に問題ない状態までに回復し、帰宅後必ず4キロメートルほど散歩する事を心がけ、1年後には再びテニスができるようになったのである。

ある時、友人から相談が持ちかけられた。私が脊柱管狭窄の手術を受けて、順調に回復したという話を聞きつけたらしく、話を聞きたいとの電話であった。以前は親しくつきあっていたのだが、年と共にお互いに年賀状を交わす程度に疎遠になっていた。久しぶりに会って話をしよう、という事になったのである。約束の当日、病院の受付から連絡が入った。「先生の中学時代からのお友達とおっしゃる原田様が面会にお見えになっております。」

「はい。分かりました。じゃ、私の部屋にお通ししてください」

「承知しました。すこし、足元がご不自由な様子ですので、ここから車いすで先生のお部屋までご案内します」と、の予期せぬ返事が返ってきた。受付から私の部屋までそれほど離れている訳ではない。しかし、気になることがあった。先般の電話では確か腰痛があるとのこと。部屋まで案内されてきた旧友を見ると、心なしか痩せて元気が無さそうな感じである。

「よう、久しぶり、どうした？　足、悪いのか？」と、聞くと、

「いやー、受付のお嬢さんが親切にも車いすで案内すると言われるもので、ついお願いする事になってな。ま、普段歩くのにはそれほど不自由はしていないのだが…」何となく、言葉を濁す様子で、ぎこちなくソファーに座った。中学、高校以来の友人で、もう長い付き合いになる。しかし、お互いに忙しくここ数年会っていない。しばらく、互いの近況についての話があって、

「で、今日はどういう風の吹きまわしかな？　何か相談があると言っていたが？」と、早速、本題の話を持ちかけると、

「うん。先だって、高校の同級生と会って君の事が話に出てな、何でも君は腰の手術をしてから、えらく元気になったと聞いた。互いに病気の話になって、私の足の事になったら、そいつから、一度君に相談してみたらと言われた訳だ。もう長年腰が痛くて近所の整形外

科に通っているのだが、まあ、飲みグスリを貰って飲んだり、シップを貼ってもみているが、あまりはかばかしくない。そこの先生は「年だし、それなりに腰の骨にも変形がきて神経痛を起こしている」とか、で「できるだけ運動をして腰のあたりの筋肉を鍛えることだ」と、いうような話で、あまり深刻には受けとめてくれない。年をとれば、誰だって足腰は弱るし、腰痛、肩こりは当たり前と分かってはいるし、それに、愚痴にならんように気をつけてはいるが、まあ、時には何とかならんものかとも思う。そこで、君が何でも老人医療の現場で、まだ、働いているとの話を聞いて、愚痴を聞いてもらおうと思ってやってきたという訳だ。それに最近は足先が冷たくなって、何となくしびれたような感じがする」と、語り始めた。

「そうか、整形外科医院の外来は多くのお年寄りで賑わっているらしいな。ところで、いつから悪くなってきたのかな? もう少し詳しく話してくれないか?」と、尋ねると、

「腰が痛くなってきたのは、4、5年前からだが、何となく気にすれば痛いし、気にしなければうまくつき合っていける程度でやり過ごしてきたね。でも、最近になり、さっきも言ったが、足先が冷たく、しびれ始め、それに歩く時右足先が地面について躓くようになった。靴下がうまく履けない。前は立ったまま履けていたのだが、座り込んで足先に手を添えて靴下に入れ込む始末だ。ここ数カ月前から、歩く時しだいに足がしびれて歩けなくなる時がある。今日も車から降りて、駐車場からここの玄関まで来るのにちょっと不自

由な感じがした」。さらに他の症状について尋ねた。

「ところで、他に気になることはないのかな？　例えば、尿が出にくくなってきたとか、便秘気味だとか？」

「そういえば、尿が細くなり、出るのに時間がかかる。年のせいで前立腺が腫れていると言われたがね。便秘も3日くらい出ないことがある」

「えっ、それだけの症状があるのだったら、かかりつけの先生に詳しく話をすればいいじゃないか？　私は整形外科は専門でもないし、あまり役に立たんかも知れないが…」と言うと

「いや、かかりつけの先生には悪いけど、君に他の腰専門の先生を紹介してもらおうと思ってきた訳だ。何でも、君は腰の手術をしてから、また元気になったと聞くし、その先生に紹介してもらえないだろうか？」と、真剣な面持ちで尋ねたのである。

「そうか、話を聞いて大体の所は見当がついた。正式に医療機関間での情報提供として紹介状を書くこととしよう。それには、先ずこの病院で外来を受診してほしい。私が先方の整形外科医あてに診察結果の診療情報提供書をしたためる。あらかじめ、その医院で予約を取り付けて受診すれば、どうだろう。今までの話を総合すると、椎間板ヘルニアとか脊柱管狭窄症が考えられるが、専門の先生の立場で詳しく検査をしてもらう事だな。それから、今後の方針を決めて貰えばいいと思うよ」と答えると、友人は少し安堵の表情を浮

かべ、その後しばらく取りとめのない雑談を交わし、部屋を後にした。

後日、紹介先の吉村整形外科医から、丁寧な診療情報報書が届き、そこには「第4、5腰椎間に強度の脊椎管狭窄があり、すでに馬尾神経症状が出現しており、手術の適応と思われる」との主旨の報告がされていた。

これは友人の例に限った事ではなく、外来の患者さんや家族の方々、また他の知り合いから度々様々な病気や症状についての相談が持ちかけられるのである。現在の医療界では、一般開業医でもかなり専門志向が強く、循環器専門医、消化器専門医と分れていて、多くの高齢者が抱えている多様な病気に対する全般的な医療が提供されない状況にある。高齢者のケアに当たっては総合的な全人的医療が求められるのだ。

脊柱管狭窄症とは？

脊柱管の成り立ち

先ず脊柱管狭窄症について理解してもらうために、背骨とその中を通る神経の束について説明します。（図5）私たちの背骨（脊柱）は椎骨と呼ばれる複数の骨が連なって構成されています。それぞれの椎骨には、その中心部の丸い固い骨の部分よりやや背部（後ろ）に孔（椎孔）が空いています。この孔が連なってできる縦長の空間を「脊柱管」といいます。この空間の中に硬膜嚢と呼ばれる袋があり、その中は大脳から体の下方に向かう神経の束（脊髄）と脳脊髄液といわれる液体とで充たされています。脳から出て脊柱管内を通る神経の束（脊髄）は首（頸椎部）と胸（胸椎部）を通り、腰（腰椎）の第一番目あたりから枝分かれしてあたかも「馬の尻尾」のような形になります。その形から「馬尾神経」と呼ばれています。

それぞれの椎骨が互い連なる部分の隙間に左右に小さな孔があり、体に分布する神経が出て行きます。この脊柱管が精髄を守る役目をはたしているのですが、年齢とともに脊柱管の一部が狭くなり、そこの部分の精髄が圧迫されて、神経が働かなくなったり、刺激されたりして様々な症状が出て来るのです。これが、「脊柱管狭窄症」なのです。では、脊柱管狭窄を起

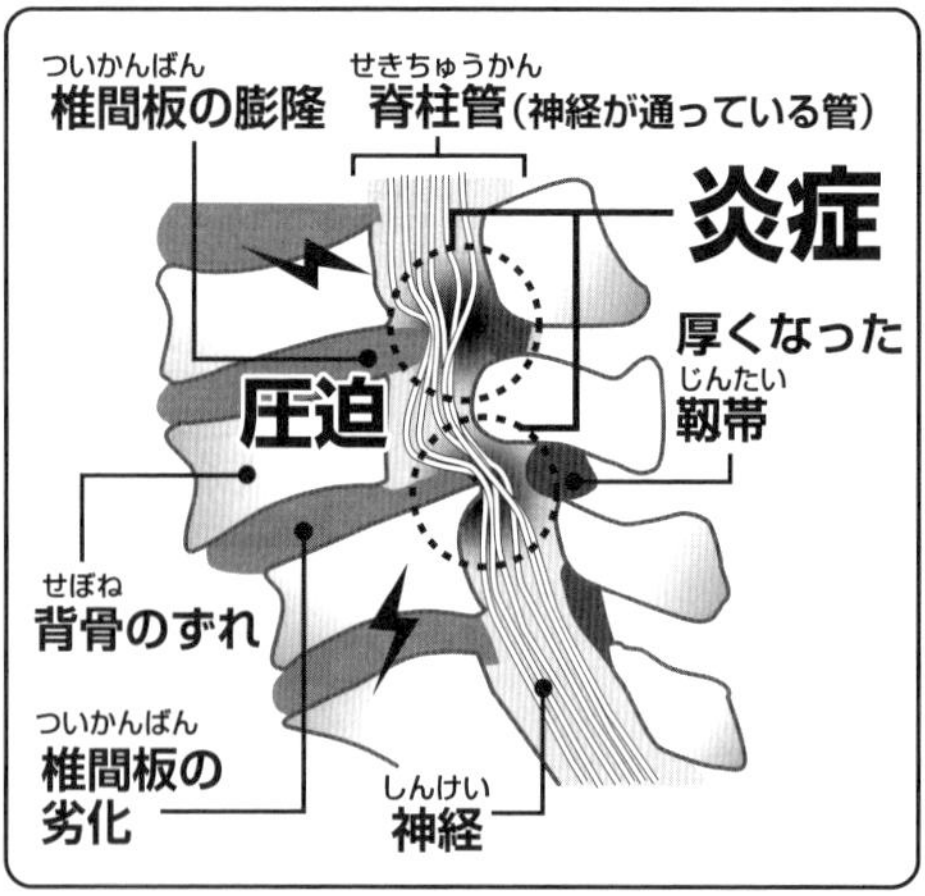

図5　脊柱間狭窄症

こす原因は何でしょうか？

脊柱管狭窄を起こす原因？

残念ながら、脊柱管狭窄を起こす主な原因は加齢です。それぞれの椎骨の間には、クッションの役目をはたす「椎間板」があります。この椎間板には水分が含まれていて、弾力性があり椎骨と椎骨の間の衝撃を和らげています。しかし、年齢と共に椎間板内の水分が失われ、薄く弾力性がなくなり、椎骨同士の圧迫に耐えきれなくなり、後方に飛び出し（椎間板飛び出し＝椎間板ヘルニア）、脊柱管を圧迫する事になります。若い人に起こる「椎間板ヘルニア」では、椎間板にはまだ水分があり、弾力性に富んでいて、自然に元に戻ることがありますが、高齢者の場合の「飛び出し」は元に戻りません。この場合、背骨の中でも負担がかかりやすい腰椎に起こることが多いのです。特に、日常生活の中で腰に負担がかかる仕事や動作が誘因となります。重い物を持ち上げる、介護などでしゃがんだ姿勢から立ち上がる動作が原因となります。その他、高齢の女性に多い骨がもろくなり椎骨に変形が起こったり、圧迫骨折で、椎間が狭くなり脊柱管を圧迫する事も原因となります。また、椎骨同士を固定している靱帯（黄色靱帯）が永年の過剰な圧迫によるストレスを受けた結果、肥厚して脊柱面を圧迫する事態も起こってきます。このように、脊柱管狭窄症は老化が原因で起こる現象で、誰にでも起こる可能性があります。

どんな症状が出て来る？

脊柱管狭窄症は圧迫されている場所により発現してくる症状が異なっています。脊柱管の中心部が主に圧迫されている場合を「中心型」、外側が圧迫されている場合「外側型」といいます。中心部が圧迫されている「中心型脊柱管狭窄症」では、主に脊髄が分れて馬の尻尾のようになった「馬尾神経」（腰椎以下の場所）が障害を受け、特徴的な症状を起こします。

間歇性跛行（かんけつせいはこう）：中心型脊柱管狭窄症の典型的な症状で、一定の距離を歩くと足がしびれた状態で（萎える）歩けなくなります。そこで、しばらく、立ち止まり少し前屈みの姿勢か、座るなどの休憩を取ると、次第にしびれがとれて、また、歩けるようになります。ちょうど長く正座していると足がしびれて立てなくなり、しばらく足を伸ばしていると、しびれが取れて来る感覚に似ています。休むことなく歩ける距離は、圧迫の状態によって異なり、１００ｍほど歩いて休憩をすれば、また、歩けるようになるような場合、シルバーカーを使って少し前傾姿勢を保って歩けば、かなり長距離歩行も可能です。しかし、症状が進行している場合、歩きだすとすぐにしびれて、家庭内や職場での日常生活に支障が出て来るほどになる事もあります。その他、つまずきやすい、何となく前屈みに歩くなども典型的な症状です。

排尿障害：重症化すると膀胱や直腸の働きを調節する神経（陰部神経）が障害を受け、尿が出にくくなる、尿漏れ、残尿感、便秘しがちになるといった症状が現れてきます。

知覚障害：足先のしびれ感や冷たい感じがして靴下を履いて寝る、逆に人によっては足のほてりを感じることもあり、脊髄からくる自律神経系の障害と考えられています。

外側性脊柱管狭窄症：脊髄から体内に出て来る神経の根元が圧迫を受けますので、圧迫を受けているどちらか片方に臀部から下腿部にかけて放散するような痛みやしびれを感じます。圧迫されている神経の部位によって症状が異なってきます。重症になると下肢の筋力の低下や萎縮を認めることがあります。時には片方の足に激痛が起こることがあります。

これまで説明してきたような症状の自覚があれば、整形外科医の受診をお勧めします。整形外科では、詳しい問診と診察の上、脊椎のレントゲン検査をします。その結果、腰椎の側弯やすべり症、あるいは圧迫骨折などの異常所見がないかを確かめた後、ある程度脊椎の変形があれば、神経症状や、他の自覚症状を総合して、「脊柱管狭窄症の疑い」と診断されます。レントゲン検査だけでは診断が困難な場合は、ＭＲＩ検査を行い、脊柱管内での神経の圧迫の度合いを評価します。この検査は高額な機械設備が必要であり、一般開業医では設置されていないことがあり、比較的設備の整った病院に紹介されて検査を受けることになります。最終的には、ＭＲＩ検査の結果（画像診断）に基づいて、今後の治療方針が決定されます。

どんな治療法がある？

薬物療法

専門医による診察をうけて「脊椎管狭窄症」と診断された場合、病状によっては初期の治療として内服薬（炎症を抑える薬、血流改善薬）や外用薬（シップなど）、痛みの元になっている神経に局所麻酔薬を注射する（硬膜外ブロック、神経根ブロック）、コルセットなどの治療法（保存療法）があります。ただし、「狭窄」という物理的な変形を「薬」で治す事はできません。しかし、軽い症状では処方される内服薬によってかなり症状が改善する事もあり、特に『血流改善薬』は、圧迫されている神経の周りの小さな血管に多くの血液を流してそれより末梢の神経のダメージを防ぐことによって症状が改善される効果が期待されるのです。

ただし、薬だけに頼らず、日常生活の見直しも必要です。薬などの保存療法を長期間受けた患者さんでも2～3割に症状の改善が認められたという報告があります。よく、受け持ちの整形外科医と相談する事を勧めます。

決して、「これで良くなる脊柱管狭窄症－○●◎薬－」などの宣伝にごまかされない事です。

手術療法

保存的治療を長く続けても病状が改善せず、しびれが取れない、下肢の筋力低下、膀胱・直腸障害が認められ、日常生活に支障をきたしている場合には手術療法が適応になります。例えば、一人暮らしで、症状を取り除かなければ生活ができないとか、仕事の上で支障をきたしているなど、その人の生活状況によっても手術が勧められることになります。

手術には患者さんの病状によって、「除圧術」あるいは「固定術」が選ばれます。除圧術は、圧迫している椎骨の椎弓の一部と肥厚している黄色靱帯を切除して脊柱管を広げて脊髄への圧迫を除きます。この手術のやり方には、現在2通りあって、背中の皮膚を切開して脊椎にメスを入れる方法と（拡大開窓）、内視鏡を用いて行う手術法があります。いずれもベテランの整形外科医が執刀すれば、1時間程度で終わり、術後の回復も順調です。手術は全身麻酔で行われますので、痛みは感じません。しかし、どんな手術でも基本的には手術の成功する、しないは術者の技量によるので、経験豊富な信用おける医師を選ぶことです。これはなかなか難しいことですが、普段かかりつけの内科の医師や過去に脊柱管狭窄手術を受けた人たちの評判を聞くのも参考になります。

一方、腰椎すべり症や側弯症など脊椎が不安定であったり、変形を伴う時に脊柱管を広げるだけでなく脊柱を矯正する目的で、金属スクリューで固定する方法が行われます。この手術では背中から切開して椎間板を取り除きスクリューなどの固定器具と、患者さん自身の腸骨から切り出した骨（自家骨）の移植により、背骨の固定をします。一般的手術時間は2時間半から3時間です。入院期間は10日ほどとなり、その後のリハビリテーションの期間も長くなります。

入院から退院までは、どのような経過をたどる？

外来で診察の結果、手術と決まれば、先ずその診療所あるいは別の病院で手術前の検査（血液検査、心電図検査、肺機能検査）を受けることになります。高齢者の場合、特に心臓血管系の病気を持っている患者さんの場合、通常の血液・尿検査以外にも心電図検査、時には心エコー検査をして循環器専門医から綿密な情報の提供を受けます。中でも、脳梗塞や心房細動などの病気を持っている患者さんでは、血液が固まらないようにする薬（血液をサラサラにする薬：抗血栓薬）を服用していることがあり、手術中に出血が止まらない危険がありますので、あらかじめその薬の服用を止めてもらいます。その薬の中でも「ワーファリン」の場合、薬の作用がなくなると脳梗塞の再発などの危険があり、他の薬（ヘパリン）で血栓予防をするため手術の1週間前に入院することになります。特に問題が無い人は、手術1日前に入院となります。その日の内に担当する麻酔医から全身麻酔についての説明を受け、手術に対する不安などを和らげ安心して手術に臨むように説得されます。翌日手術が行われ、手術式により異なりますが、「除圧術」の場合、1時間ほどで終了し、特に問題が無ければ入院した病室に戻ります。しばらく酸素吸入のマスクをつけ、尿道にはカテーテルが挿入されていますが、翌日には取り除かれ、ベッドに座る、立つ、トイレに行くなど、早めの離床が勧められます。一般的には術後2日目からコルセットを着用してリハビリテーションが始まります。特に強い麻痺や筋力の低下が無い限り、1週間で退院となり、自宅での生活が始まります。しかし、麻痺が強い場合には、1週間の急性期治療の後、回復期病棟に移り、リハビリテーションを集中的に行い、退院となります。

退院後の生活

退院後1週間目に手術の傷の状態を診察してもらうために外来を受診します。後は3カ月、6カ月、1年と定期的に検査を受けます。退院後1カ月はコルセットを着用し、自動車の運転は控えるよう注意されます。できるだけ積極的に歩くことが衰えた筋力の回復につながります。しかし、急激な運動は控えるようにして下さい。術後3～4週後になるとかなり歩行にも自信がつきますが、高齢者の場合、この時期にふとしたはずみで転倒しやすくなり注意が必要です。術後2、3カ月も経てば、ゴルフの練習や無理をしないラウンドも可能になります。

過度の期待は禁物です ―再発―

高齢者では、多くの場合、脊椎に変形を伴っており脊髄が狭窄を受けている部位が1カ所とは限りません。狭窄されている全ての部位に手術が行われる訳ではありません。強く圧迫されて手術により圧迫を取ることが必要と思われる部位のみに「除圧術」が行われます。そのため、残りの部位の狭窄がそれほど強くなく、歩行に支障が無い状態でも、年と共に椎骨の変形が進行し、圧迫が強くなることがあります。一旦手術を受けて歩けるようになり安心と思っても、いずれ再び脊椎管狭窄症状が起こってくるのです。その時期が2年なのか10年なのか、人によって異なります。初回の手術が70歳代の場合、2～3回手術を受ける人もいます。

時には、最初の手術が失敗ではなかったのかと不信感を持つ人もいますが、年齢と共に脊椎に変形が起こり、自然の経過で再び狭窄が起こる可能性がある、という認識を持って下さい。

早めの決断を

筋肉の委縮や筋力低下が起こる前に、早めに整形外科医とよく相談して、今後の治療方針を決めることです。手術が怖いと言って先延ばしになると、例え手術をしても、決して良い結果は得られません。早めの決断を勧めます。

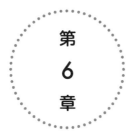

第6章

腰は痛むし、肩はこる

第6章　腰は痛むし、肩はこる

学生時代、当時まだマイナーなスポーツだったサッカーに興じていた頃、夏休みに入ると学生寮での合宿練習で朝から夕方まで唯ひたすら、走る、蹴るの練習をさせられていた。合宿初日はまだ何とか体もついていけたのだが、翌日になると足腰はこってしまい、しばらくは歩けないまでになってしまう。当時は和式便所で座るのも苦痛であった。それでも何とか動かし始めると、苦痛ではあるが、走れるようになる。そんな練習を繰り返しながら5日ほどのメニューをこなすと、足の筋肉のこわりも取れて、軽快な足さばきができるようになったのである。当時、なぜこれほどに筋肉が「こる」のか、当然練習にはつきものの当たり前のこととして気にもしていなかった。スポーツをした後のさわやかな気分と解放感を経験していたのである。

足腰のこわりこそ経験したものの、「肩こり」とはずっと無縁であった。後に「肩こり」で整形外科を受診する高齢者を見て、ちょっと不思議に思っていたのである。しかし、ここで問題とするのは、はたして、「肩こり」は通院するほどの「病気」なのかということである。

定年を控えた年のことである。ある韓国の大学から講演の依頼を受けて出張することになった。新たに講演のためのスライドを作製するために連日コンピューターに向かっていた。ところが、次第に両方の肩が重く何とも言えない不快感を覚えるようになった。首を動かしてみてもあまり変化がない。肩のどのあたりが痛いのかはっきりしない。なるほど、これが「肩こり」というのかと、初めての認識したのである。その内に肩から両腕にかけて痛みが出るようになってきた。これは、首の骨（頚椎）に問題があるのではないか？韓国出張を控え早めに対処しておかなければならない、との思いで附属病院の整形外科を受診することとしたのである。受付を済ませて整形外科の外来待ち合室に行くとそこには大勢の患者さんが待っている。2時間ほど待たされてやっと受診の番になった。初診は担当教授の先生とのことで、診察室に通されると、同年輩の教授が迎えてくれた。

「如何されましたか？　腰でも痛いのですか？」と、怪訝な表情を浮かべて尋ねられる。

「いやー、腰は別に問題ないのですが、何しろ、首が回らなくなりまして…」と、話し始めると

「「首が回らない」のは私もそうですが、所で、本当に首が回らなくて痛いのですか？」と冗談を言いながら、尋ねる。

「はい、先日から肩が張ると言いますか、こると言うのですか、肩から首筋まで硬くなったようで、首を回すと痛みが出るので、来週韓国出張を控え、何とかならんものかと思いまして…」

「なるほど、まあ、我々の年齢になると肩はこるし、指先はしびれるし、いろんな症状

が出てきますね。私も肩こり、腰痛持ちです。まあ、たいしたことないでしょう。先ず首のレントゲン検査を受けてください」と、軽くあしらわれた感じで、レントゲン検査を受けることになった。できあがったレントゲン写真を持って再び外来に帰ると、それを見た教授は、しばらく私の首や肩を診察した後に、

「先生の頚椎のレントゲン像ですが、特に問題ありません。お年相応に多少変化はありますが、椎間板ヘルニアかすべり症とかの異常はないようです。まあ、ちょっとした頚椎の捻挫みたいなものでしょうか、首の後ろを押すとなおる人はなおりますが、やってみますか?」と、言いながら、リハビリテーション部に行くように指示された。当時のリハビリテーションは今日ほど盛んに行われている訳ではなく、病院の隅に小規模の設備で行われていた。リハビリテーション部の部長が診察をした後に、

「教授が指示されてますように、先ず、首の後を強く押してみます」と、言いながら、両親指を肩と首の付け根に当てて、ぐっと押さえ込まれた。多少両腕にしびれるような感覚が走ったが、特に問題はない。

「これで、肩こりが少しはよくなるのでしょうか?」と、多少不安げに尋ねると、

「はあ、まあ、よくなる人はよくなるみたいです」と、何とも心もとない返事が返ってきた。

「次に，大分肩の筋肉が固くなっているようですから、マッサージをしてみましょう」と言って、理学療法士に指示をした。指名されたかなり大柄な男性の理学療法士が頷き、私の後ろに回り、肩に手をあてて、

「ずいぶん肩の筋肉がこわっていますね。それでは始めます」と、言いながら、かなり強くもみ始めた。

「痛いです、もう少し柔らかく揉んでもらえませんか？」

「多少痛いかもしれませんが、少し我慢して下さい。筋肉内にたまった疲労物質を血管の中に流し込みますから」となだめられ、20分ほどマッサージを受けると少しは肩が軽いような感じがしてきた。確かに首を動かしてもさほど痛みは感じない。これで肩こり解消かと思いながら、病院を後にしたのである。ところが、夜になると首の根本から肩にかけて熱を持ったような感じで、ますます肩の痛み、不快感が強くなった。その晩は鎮痛剤を飲んで何とかやり過ごすことができた。翌日、この痛みは肩を強く揉まれたために起こった筋肉の炎症ではないかと思い、麻酔医でペインクリニックを専門にしている後輩の医師に相談することにした。そこで、これまでの経緯を話すと、

「そうですか、どうやら、もみ過ぎて筋肉を傷めたようですね。私のクリニックにきて下さい」とのことで、彼のクリニックを訪れ、診察を受けることになった。

「確かに、首筋から肩にかけて熱を持っているようですね。炎症を和らげるステロイドの局所注射と首の周りの神経を一時的にブロックする局所注射をしましょう」と、言って、治療が始まった。局所ブロック注射が効いてくると次第に痛みが薄らいできた。

「痛みがあるとますます筋肉が収縮して緊張が高まり、痛みが強くなりますから、先ず痛みを柔らげて、痛みと緊張の悪循環を防ぎます。明日、もう1回局所注射をしますので、受診して下さい。炎症を抑える抗炎症剤と筋肉の緊張を和らげる薬を処方しておきます。これで、しばらく様子を見ましょう。あまり根を詰めて前屈みの姿勢でコンピューターに向わないようにして下さい。基本的には多くの肩こりは肩の筋肉の緊張から起こってくるのですが、特に、高齢者の場合、首の骨（頸椎）にも変化が起こっていて、そこから出てくる神経を圧迫して痛みを起こすことがあります。先生の場合は、頸椎には問題がないとのことですから、やはり、姿勢が問題だったのでしょう」

その後、次第に肩こり、痛みも和らぎ、1週間後の韓国出張も無事に過ごすことができたのである。

ここで初めて「肩こり」で医院に通う高齢者の気持ちが分かったのである。

ある日、通常の外来勤務が終わる頃、高血圧と糖尿病を持った65歳の男性患者さんが通常の定期診察のために受診した。型どおりの血圧測定、血糖値の記録を見ながら、「いつもと変わりないようですね。高血圧の薬はこのまま続けましょう。血糖値の方もうまくコントロールされているみたいです。ところで、食事には気をつけておられるようですが、日ごろの運動の方はいかがですか?」と、話を向けると、

「はい、できるだけ、運動といっても、歩くだけですけど、2日に1回ぐらいは30分ほど歩くようにしています。歩いた後は気分がよくなったように感じますので、なるだけ散歩は欠かさないようにしてきました。ところが、最近家の前の坂道を上がって帰ってくると、多少動悸がするようで、それに何となく肩がこると、言うか、「肩がある」ような感じがするのです。前はそんなことなかったのですが、最近時々、肩こりがありますし、まあ、年のせいかとも思っているのですが」と、話し始めた。ふと、話の内容にひっかかるところがあって、詳しく「肩こり」の具合を聞くことにした。

「そうですか、ところでその「肩こり」のことですが、なんでも坂道を上がった時に起こると言われましたよね。どんな感じですか。特にどのあたりがこったような感じがしますか?」と問いかけると、

「あまりはっきりしないのですが、何となく左肩あたりが痛いように思います。家に帰ってしばらくすると治まるので、あまり気にもしていませんでした」との答えが返って来た。

「えっ、その時心臓がドキドキしていませんでしたか?」

「坂道を上がるといつもドキドキしますがね」

「そうですか、お話を聞くと、ちょっと普通の肩こりや肩の痛みとは様子が違うようです。循環器内科で詳しい検査をしてもらいましょう。ひょっとしたら、心臓の血管に問題があるかもしれませんね。早速、循環器内科に予約を入れておきましょう」

それからしばらく経って、循環器内科専門医からの詳しい検査結果の報告があった。それによると、診断は「労作性狭心症、右冠動脈後下行枝に狭窄あり」との事であった。つまり、心臓の筋肉に酸素を供給する血管が狭くなって、運動をした時に心筋が必要とする酸素が十分に供給されなくなった場合に起こってくる症状で（心筋虚血）、狭窄が軽症の場合、無症状、あるいは左肩から背中に広がるような痛みを感じる程度のことがある。この患者さんの場合、軽症の無症状性狭心症を発症していたのである。幸い、重症に至る前に心臓の血管の異常を発見する事ができ、その後、薬物投与により経過観察することとなった。「肩こり」にも隠れた病気があり、注意する必要があるのだ。

肩こりとはいったいなぜ起こるのだろう？

昔は胴長、短足といわれていた私たち日本人も最近ではすっかりスマートになりました。さっそうとオフィス街を歩く女性の姿もニューヨークの街角で見られる女性とあまり変わりありません。でも、たとえプロポーションが優れた人であっても、外国人から見ればすぐに同じアジア人の中から「日本人ではないか?」と分かってしまうそうです。それは多くの日本人がやや前屈みの姿勢で足を引きずって歩く習慣があるかららしいのです。また、100m先でも「特有のたたずまい」から日本人だと分かると言っています。さて、この「たたずまい」姿勢こそが私たちを日常的に悩ませる「肩こり」や「頭痛」と大いに関係があるのです。

私たちが日常的に使っている「肩こり」という言葉に相当する言葉が英語にはありません。となると、欧米の言葉をしゃべる人々には「肩こり」のような症状はないのでしょうか。そんなはずはないのですが、症状を表す言葉がないということは、私たち日本人に比べて「肩こり」症状に悩む人が少ないということでしょう。

私たちの頭の部分は約4kgほどの重さがあります。この重さを支えているのが首の骨(7本の頚椎)と首の周りから肩にかけての筋肉群なのです。体を横から眺めた場合、この重い頭の重心は第一、第二頚椎の前の方に位置していて、つねに頚椎を前方に引っ張るような力が働いています。首が前に倒れないように支えているのが頭の後ろ周りや首の筋肉です。そのため、立った姿勢では、首や背中の筋肉に負担がかかっています。特に前屈みやうつむいた姿勢ではさらに負担がかかった状態となります。

さらに、頚椎は胸椎や腰椎と違って、動く範囲が大きいことが特徴です。前に50度、後ろに50度、頭を起こしたままねじると70度回転できるのです。このように可動性が大きいことが頚椎を支える筋肉に大きな負担をかけ疲れやすくさせるのです。

疲労物質が神経を刺激すると痛みが起こる

首筋や肩の筋肉群に常に負担がかかるような姿勢が長く続くと、筋肉は疲れ、硬くなり、筋線維の間にある小さな血管を圧迫します。そうすると血液の循環が悪くなり、筋肉は酸素不足に陥り、しだいに「疲労物質」が蓄積してきます。この疲労物質には様々な物質があるのですが、乳酸の蓄積が主で、末梢神経を刺激します。刺激を受けた神経はその情報を中枢へ伝え、肩や首筋、後頭部の痛みと感じるのです。これが肩こりや緊張性頭痛の原因です。

肩こりが原因？ ―頭痛―

高齢者には肩こりと一緒に起こってくる不愉快な症状として訴えられるものに、頭痛があります。この頭痛は、医学的に「筋緊張性頭痛」と呼ばれ、頭、頭皮、後頭部や首に痛みや不快感がある状態で、よく後頭部が絞めつけられるような痛みとして現れてくることがあります。このタイプの頭痛は日常生活の中で肩こりと同じくらい多い頭痛で全頭痛の7～8割をしめるだろうと推定されているくらいです。特に中高年から高齢者に多く見られ、男女の差はありません。

このタイプの頭痛は肩こりの場合と同じで、頭の周りや首筋の筋肉の緊張によって引き起こされます。とくに、長時間に渡り前屈みの姿勢でコンピューターの仕事を続けたり、常に一定の方向に頭をかしげるなどの作業姿勢の悪さなどが最大の原因になります。肩こりと少し異なる点は、精神的なストレスがあると頭のまわりの筋肉が緊張して、頭痛の引き金となることです。また、首の骨に異常があったり、首の筋肉が弱かったりすることも原因になります。

肩こりの解消は正しい姿勢とライフスタイルの改善から

これまで説明してきたように私たち日本人のライフスタイルそのものが肩こりや緊張性頭痛を起こしやすくしているのです。疲れた筋肉の血流を良くしたり、リラックスするためにマッサージや入浴は確かに効果的かもしれません。でも、一時的な効果しか期待できないのです。まず、肩こりや頭痛を起こす生活習慣の改善が望ましいのです。病院や薬に頼る前に次の3項目に気をつけましょう。

①姿勢を正そう

前屈みとなりやすい机とイスの関係の改善

長時間デスクワークを続けない

自分にあった靴と、腰を前に出して歩く姿勢

常に自分の姿勢に気をつける習慣を身につける

②ストレスからの解放

会社や家族との人間関係からくるストレスを少なくする

ストレスの解消法を見つける

③運動不足を解消しよう

正しい姿勢で歩く、1日1万歩

エレベーター、エスカレーターをなるだけ利用しない

オフィス中でも首や肩を動かす簡単な運動を取り入れる

肩こりが別な病気と関連しているかも知れない?

肩こりは肩の筋肉のこわばりに過ぎないと、簡単に思い込んでいても、実は他の病気が潜んでいる場合があるのです。特に高齢者で注意しなければならないのは、心臓や肺の病

気や、高血圧でも肩こりが起こる場合もあるのです。

心臓の病気：先に患者さんの例を挙げたように、軽症の狭心症が隠れていることがあります。この例では心臓の血管（冠血管）の中で比較的小さな血管が狭くなっていて、通常の生活ではそれなりに血液が流れているのですが、少し運動したりすると心臓の活動に必要な血液が流れなくなり、心筋は酸素不足（心筋虚血）状態に陥ります。この状態が心臓から中枢神経に伝えられると、中枢神経では、この情報を心臓ではなくその辺り、つまり左胸や左肩あたりに「痛み」「不快感」（関連痛）として認識するのです。特に、大きな血管が狭くなっている場合は、左胸に締めつけられるような強烈な痛み（狭心症）として現れてきます。

肺の病気：私たちは無意識に呼吸をしていますが、この時、肺の働き（情報）を中枢神経に伝えている神経（求心性神経）を介して中枢神経（呼吸中枢）に伝えられています。特に問題が無ければ中枢では、特に問題視されず、意識のレベルでは何も感じません。つまり無意識の状態です。ところが、肺やそれを包む膜（胸膜）に炎症が起こる（肺炎、胸膜炎）、あるいは肺の腫瘍（肺がん）などがあると、その情報が中枢神経系に伝えられ、肺の付近の体の部分に、この場合左肩に違和感や痛みとして感じるのです。これを関連痛といいます。

内臓の病気‥内臓からの異常な情報が伝えられて肩こり、あるいは痛みとして感じる病気に、胆石症、肝炎、膵臓疾患などがあります。いずれも関連痛あるいは放散痛として肩のあたりに異常を感じます。

このように、肩こりは単純な整形外科領域に限った症状ではないことに注意して下さい。

どんな治療法がある？

肩こり解消方法として「正しい姿勢」「前屈みになる仕事を控える」など、勧められていますが、急に「姿勢を正しく」しても現実に起こっている肩こりが良くなる訳ではありません。昔ドイツの大学で共同研究のためしばらく滞在した事があります。ドイツの研究者たちは皆揃って姿勢が良く、堂々としています。その中で私もなるだけ姿勢を正しくしていたのですが、その内に疲れてしまい、夕方になると腰のあたりと肩が痛くなってしまった経験があります。私たち日本人は長らく謙虚な態度を取る事が美徳とされていたので、高齢になってから急に正しい姿勢が取れるはずもありません。そこで、肩こりに対する治療法として、緊張して固くなった肩の筋肉を柔らかくしたり、血流をよくしたりする薬物投与（薬物療法）や肩の筋肉を温める「温熱理学療法」「マッサージ」があります。これらの治療法は、肩こりが長引くと、肩こりや痛みを引き起こす炎症物質や疲労物質が溜まり、ますます痛みがひどくなるという悪循環を断ち切り、新たなこりの発生を抑える効果が期待されるのです。

処方される薬物：多くの場合、炎症を抑える「非ステロイド性消炎剤（例：ロキソニンなど）」があります。飲み薬としては、消炎剤は胃を悪くする場合がありますので必ず胃粘膜を保護する薬物と一緒に処方されます。その他、シップ、座薬などがあり、症状に応じて処方されます。他には、肩こりの原因となる筋肉のこわばりを抑える薬として「筋弛緩薬（テルネリン、ミオナールなど）」があります。これは、筋肉からの痛みが脊髄に伝えられるのを抑える事で、痛みの悪循環を断ち切る作用が期待されるのです。多くの場合、消炎剤と一緒に処方されます。

理学療法：首からきている肩こりに対して首や肩に超音波を当て暖めて血流を良くする「温熱療法」や、首の痛みが強い時に首を保護する目的でカラーを付け、首の筋肉や首の骨（頸骨）周りの靭帯の安静を図ります（装具療法）。しかし、これを長く付けていると首の周りの筋肉が萎縮して弱くなりますので、急性期の間だけに装着します。

神経ブロック療法：肩こりが強く日常生活に支障が出ている場合、原因と思われる箇所や神経の周辺に痛みを抑える「局所麻酔薬」や炎症を抑える「ステロイドホルモン剤」を注射する治療法です。効果は一時的ですが、痛みの悪循環を抑える事ができます。

病気が原因で起こる肩こり、頭痛

特徴：単なる筋肉の疲労から起こるのではなく、原因となる病気が引き起こしている肩こりや頭痛

症状：痛みが長く続いている

首、肩の痛みと同時に目まい、のぼせ、動悸、手にしびれ感

腕の脱力感などの症状が重なる

原因：骨や関節の異常（変形性頚椎症、椎間板ヘルニア、五十肩など）

目の病気（視力障害、眼精疲労）

耳鼻咽喉科の病気（慢性へんとう炎、副鼻腔炎など）

歯科の病気（虫歯、咬合が悪いなど）

脳外科の病気（くも膜下出血、脳腫瘍、髄膜炎など）

神経精神科の病気（うつ病、自律神経失調症）

内臓の病気（狭心症、胆のう炎、貧血）

内分泌系の失調（更年期障害など）

解消法：原因となる病気の正しい診断と治療

第7章

近頃、物忘れが、「あれ」「それ」会話

第7章 近頃、物忘れが、「あれ」「それ」会話

いつの頃からかはっきりしないのだが、おそらく定年前の60歳頃だったと思う。学会で司会をしている時に、演者（研究発表者）の研究内容の概要は理解できているのだが、個々のデータについての記憶が明確でなくなり、司会者として、演者に曖昧な質問しかできない事に気がついていた。以前は、発表者の一つ一つのデータや図表もしっかりと記憶ができており、演者の発表が終り、会場から質問を受付けた後に、司会者として疑問に思う点について、詳しく質問をしたものであった。

「会場からの質問はもうないようですので、私から2、3お尋ねします。3番目のスライドに示された図表の中で、コントロールの曲線と高濃度の薬物投与後の曲線との差が明確でないように見えますが、この点についてどのように説明されますか？」と、問いかけると、「はい、では3番目のスライドを出してください。そうですね、先生が言われるように高濃度の薬物の反応はコントロールとあまり差がありません。この点につきましては今後の実験で検討してみます」と、演者はやや緊張した表情で答えた。このような具体的な質問ができなくなったことに気がついてからは、演者の発表を聞きながら、一つ一つメモを取るようになっていた。それでも、時には質問の焦点がずれていたりして、演者から「その点につきましては、すでに詳しく説明したつもりですが…」と反論される始末であっ

た。明らかに「短期記憶」に問題が生じ始めていたのである。その後、記憶障害は極端に進行している訳もなく、日常生活に支障をきたすほどではないが、医療現場では時々、とっさに薬物の名称が出てこなかったりして、困惑することがある。最近の医療現場では総合的医療費抑制のため薬はなるだけジェネリックの薬を処方するよう求められている。先発の薬物の名称はすでに慣れ親しんでいるので、記憶にしっかりと留められているのだが、同じ成分のジェネリック薬になると製造する会社によって新たに名称がつけられるのである。同じ薬物でも製薬会社によって名称が異なるので、記憶するのが大変である。例えば、先発商品ロキソニンにロキソマリン、ロキソプロフェンNaなどである。オン・コール（電話での相談を受けて指示する）の場合に投与する薬物の名前が出てこない。

「はい、発熱？　確か以前も尿路感染で発熱していたし、尿検査では細菌3プラスだったと記憶しているし、今度も尿路感染ではないかな？前の尿中細菌培養の結果、確か、えーと、第三世代の抗生剤、あの、そうそう、カルテを見てちょうだい。そうそう、なに、セフト・・、それ、それ、セフトリアキソンが有効とあるよね。それに、えーと、えっ、セフル？　あっ、そう、確かセフカペンピボキシル塩酸錠も有効、いずれにしろ検査をして、その結果で明日様子見よう」と、言うような回答になる。このように何かヒントが出されると、思いつく事ができる。と、いう訳で完全に「短期記憶障害」にまでは発展していないようである。

先輩医師のエピソードを紹介しよう。85歳位になられた先輩医師は現役を引退されてから、様々な役職を引き受け会議の座長、あるいは委員会の顧問として積極的に活動しておられ、とても年齢を感じさせないお方であった。

ある時、会議が終わり、雑談をしている時、

「どうも、委員の中には会議の内容が理解できていない者がいるようだな。そろそろ、彼も『ぼけ』が始まっているのかね。それはさておき、私も時々人の名前が出て来んようになった。先日夕飯の時、昔の女優の話になったのだが、連れ合いのバーさんも、誰の事を話しているのか分かってはいるのだが、互いにその女優の名前が出てこない。口元までは、出かかっているのだが、出て来ない。その内に会話が途切れ、飯も終わって、風呂に入っていた時、突然その女優の名前が忽然と現れたのだ。そうだ、『高峰秀子』とな。そこで風呂から、大声で『おーい、おーい』とバーさんに呼びかけると、駆けつけたバーさんに向って『思い出した、あれは高峰秀子』と言うと、『何ですか、急に、風呂場で転ばれたか、なにか具合でも悪くなったかと思いましたよ』、と言って、馬鹿らしいという表情で風呂の戸をぴしゃりと閉めたね」

最近、同年輩の知り合いから健康相談を受ける事が多くなった。ある時、高校の同級生から電話がかかって来て、一度話を聞いて欲しいとの事である。何でも、病院に行くほど

の事でもないし、仮に行ったとしてもバカバカしい話は聞いてくれないだろう、と何となく不安な内容である。一年ぶりで会った友人は心なしか、老け込んだ様子で髪の毛も薄くなっている。

「久しぶりだな。では、何処かで飯を食いながら、話を聞こうか？　ところで肉は食えるか？ 歯は？」と聞くと、

「うん、ちょっと昔ほどは食えんようになったが、歯も部分入れ歯だが、何とか食える」との返事で、行きつけのイタリアン・レストランを予約して会う事になった。食事も進み、昔話もそろそろ終わりに近づいた頃、

「ところで、この前からの相談とは何かな？」と、水を向けると、グラスに半分ほど残っていたワインをぐっと飲みほすと、

「まあ、つまらんことなので、人に話すほどでもないし、連れ合いに話したところで、どうせ相手はしてくれんだろうし…。ま、ちょっとだけ愚痴を聞いてくれ。先日新聞で読んだのだが、君が『早期認知症学会』で司会をしているのを見て、ちょっと君なら話を聞いてくれるかなと思った訳だ」と、以前のように早口ではなく、ゆっくりと語り出した。彼は東京の大学を出てから、しばらく大企業に勤めていたが、父親の死がきっかけで、帰郷して家業の建築会社の社長に就き、業界ではかなりの成績を挙げ、現在では息子に経営を

譲り、会長としてかなり自由な日々を送っているらしい。溶けかかったジェラートにも手をつけず、話始めた。

「自分ではたいした事ではないと、言い聞かせているのだが、どうも気になってな。実は、君と電話で話した事をあまりはっきり覚えていない。なんとなく、話をした事は覚えているのだが、何を話したか、はっきりしない。それにいつだかも…」と、途切れがちになる。

「でも、ちゃんとここで飯食っているじゃないか、俺たちの年になると誰でもちょっとした事は思い出せないし、誰と話したか、あるいは、また同じ話をしているのかもはっきりしないこともしょっちゅうある事だよ。で、他に何か気になる事でもあるのか？」と、問いかけると、少し真剣な面持ちで話し始めた。

「この前のことだが、昔の事業関係で鹿児島まで行って来たのだが、帰りに高速道路の出口を間違えたのか、どこを走っているのか分からなくなってね。もっとも、夜になっていたので、自分の出口を見過ごしていたのかもしれないが、とにかく急にどこを走っているのか分からなくなった。しばらく走っている内に、どうやら福岡県まで来てしまっていたらしい事に気がついて、引き返したことがある。それに、最近、どうも、とっさに自分の携帯電話の番号が思い出せないとか、キャッシュカードの暗証番号が出てもこないとかあってね。ま、時間が経てば思い出せるのだけど。どうも、いかんなあ。ひょっとしたら、認知症の始まりかなと心配になって来たと言う訳だが…」と、その後しばらく無言が続いた。

「まあ、そんな程度の事なら、俺たちの年になれば、普通に起こる事じゃないかな。高速道路を走っている時など、ふと集中力が途絶えて、出口を間違えるようなことも『あり』だな。俺も空港の駐車場でどこに車を止めたか分からなくなって、困った事があったね。それから必ず『Bの3列目』とか、何回も繰り返し覚えておく事にしている。ところで、他に何か困った事があるのかな？」

「確かに、君が言う通り、多少は年のせいかもしれないが、どうも、少し違うような感覚がするのだ。最近どうも意欲というか、何となくぼーっとしている時間があって、退職してからやっていた油絵の方も手が付かない。人と会って話をするのもおっくうになって、避けている。別に、疲れているとかいうのではないが、何となく頭がすっきりしない。町の役場からの定期検診では、別に悪いところは無いという返事だけどもね。なんか、多少足がむくむような感じがする事があるけど…」。そう言われてみれば、眼の下にむくみがあるような気もする。

「そうか、君の話を聞いていると、確かに君自身が悩んでいる事が良く分かるよ。もっと他にもいろんなエピソードがあるんだね。別に話さなくても良いよ。今までの君と違うような自分がいる事に対する漠然とした不安なんだね。確かに認知症の患者さんは自分自身に対する不安を抱えて悩んでいる事が多い。でも、まず、君の場合、必ずしも、認知症の前触れとは限らない。場合によっては、老年期の一過性の『うつ状態』かも知れない。活力を産み出している甲状腺ホルモンが十分出なくなった状態の『甲状腺機能低下症』かも知れないし、他にもいろんな可能性が考えられるね。あまり的確な答えにはならないかも知れないが、一度私の病院で検査を受けてみないかな。そうすれば、今後の生活の上で、どのように振る舞えばよいか、分かってくると思うよ」

「そうだね。今日の事は家内にも子どもたちにも話していないが、君の言う通り検査を受けてみるか。どうも、今までのかかりつけの医院では、血圧を計って、はい、特に問題ありませんね、と言って薬を貰って帰るだけで、ゆっくり話を聞いてくれないし、ま、今日は愚痴を聞いてもらったというわけだ。何となく、すっきりしたよ」と、答えた。その後しばらく、同級生の動向などを話していたのだが、どうも彼の記憶には曖昧なところがあり、話が途切れがちなところがある。それに、時に表情が空虚な感じがするのだ。やはり、「軽度認知障害（MCI）」の症状ではないかと疑った。別れる段になり、彼が立ち去る姿を見ると、歩幅が狭く、年をとっても元気溌剌だった以前の歩きとは違っていたのである。

後日、彼は夫人と連れ立って外来を受診した。夫人は以前会ったこともあり、診察室に入るとすぐに語り始めた。

「先日から主人が大変お世話になっているようでありがとうございます。主人は最近元気がないようで、一度病院で診て貰ったらと言っていたのですが、なかなか腰が重くやっと連れてきました。何でも最近物忘れが多く、ボーッとしているようで、心配でしたが、先生には相談しているのですね。私どもはお父さんは仕事を止めてから何か気力が抜けたみたいで、まあ、年相応かなと思っていたのですが、今日はよろしくお願いします」と一気にまくしたてた。以前より、活発なご夫人で似合いの夫婦と思っていたのだが、診察室での二人の態度には、多少違和感があった。

「先日はいろいろと悩むところがあって君に相談したので、検査する気になった。よろしく」との彼の簡単な挨拶の後、型通りの問診と身体診察を行った。特に、先日会った時と会話の調子には変わりない。多少顔のむくみがあるような様子であるが、足には浮腫は認められない。手の震えもない。診察室を歩いてもらうと、多少歩幅が狭い歩きだが、不安定ではない。胸の聴診で心拍数が遅いが不整ではない。普通診察時には患者さんは緊張して心拍数が上がるのだが、彼の場合、特に緊張した様子もなく、どちらかと言えば徐脈である。

「では、血液検査、心電図検査と頭のＭＲＩ検査を受けてもらいますね。３日後によければ検査結果についてお話しますので、受診して下さい」と促して、送り出した。
　放射線医学専門医からの頭部ＭＲＩ検査結果の報告書が出たのは、翌日のことで、早速報告書を参考にＭＲＩ画像をチェックした。一通り、画像をスクロールして見たが、特に明確な梗塞巣や出血、硬膜外血腫、脳室の拡張などの異常所見は認められない。頭蓋内の血管にも病的な変化はなく、動脈の末端まできれいに描出されている。更に詳しく認知症特有の海馬（短期記憶に関連する脳の部分）の委縮や他の部位の委縮についても詳しく検査したが、ほぼ正常と変わらない印象であった。つまり、彼の場合、特に脳に病的変化がある訳ではないことが分かったのである。血液検査の結果、多少貧血気味ではあるが、肝臓機能、腎臓機能、血液電解質には異常なし、ただし、問題は甲状腺機能の指標である甲状腺ホルモン（ＦＴ３、ＦＴ４）の値の減少と甲状腺ホルモンの分泌を増やそうとして脳下垂体から分泌される甲状腺刺激ホルモンＴＨＳ値の上昇が認められたのである。後日、診察に訪れた彼と夫人は不安そうな面持ちで診察室に入って来るとすぐに、夫人の方から
「先生、検査の結果はいかがでしたか？」と、問いかけてきた。
「先ず、最初に朗報だとお伝えしましょう。いろいろと検査の結果、脳に問題はなく、認知症の兆しでもなさそうです。体の元気の源になるホルモンを出す甲状腺という器管、喉の所にある物ですが、この器管から出るホルモンの分泌が少なくなっている状態、つま

り医学用語では「甲状腺機能低下症」という状態で起こってきた症状で、認知症の初期の症状と良く似ているのです。幸い、この病気は、甲状腺ホルモン（チラージン）を服用することで改善します」と、語りかけた。

「そうだったのですか、てっきり認知症が始まったのではないかと不安でしたので…良かったです…」と、彼はうっすらと涙を浮かべながら答えた。

その後、彼からは旅行先から景色をスケッチしたはがきが届いたのである。

認知症とは？

「認知症」という言葉はすでに社会に定着していて、それ自体曖昧な意味合いではありますが、多くの人々は記憶力が衰えて、ついさっきまでの事が思い出せない、何となく日常生活や社会生活に支障が出ているといった症状として理解されているかもしれません。しかし、その実態となると、病状は複雑であり、一般の医師でさえも十分に理解しているとは言えない現状です。そのため、日本医師会では一般開業医向けに、日本医師会雑誌に「認知症トータルケア」（2018／10／15）という特集を組んで、啓蒙しています。ここでは、できるだけやさしく「認知症」の前段階の症状と場面について説明するつもりです。

まず、いつ頃から「認知症」という言葉が使われるようになったのでしょう？　つい20年前までは「認知症」という言葉は存在しませんでした。平成16年厚生労働省の『「痴呆」に替わる用語に関する検討会報告書』により、「痴呆」に替わる新たな用語としては「認知症」が最も適当であると結論され、この報告に基づき医学用語、行政用語として用いられるようになりました。元来「痴呆」とは、明治の末期に日本語に訳される時に、英語「dementia」に対応する医学用語として採用されました。英語の「dementia」は元々ラテン語の「de-mens」に由来する言葉で、「正気から外れる」という意味を示しています。ところが、医学用語とはいえ、「痴呆」という言葉は「あほう、ばか」を想像させる差別的、侮辱的表現であることから、適切な用語に変更すべきであるとの多くの意見があり、厚生労働省で検討会が発足し、検討された結果、一般の人に分かりやすく、短いこと、不快感や侮辱感を感じさせないこと、などを考慮して「認知症」と用語が提唱されたのです。今では、認知症の概念から発生して「『認知』になる」などと使われることがあるようになりました。

では、本来の認知症の意味することはどういう状態を表しているのでしょう? 「認知症」とは、「一度正常に発達した知的機能が持続的に低下し、複数の認知機能障害があるため社会生活に支障をきたすようになった状態」と定義づけられます。少し難しい用語が出てきますが、世界保健機関による国際疾病分類では、その診断基準として「意識障害がない状態で、日常生活に支障を来す記憶障害、判断力・思考力・一般情報処理能力の障害、情動・

意欲・社会行動の障害などを呈し、これらの症状が6カ月以上持続するもの」とされています。

しかし、このような症状のどれ一つをとっても高齢者の場合、正常の老化現象や、うつ病、冒頭に例を挙げた「甲状腺機能低下症」など、「認知症」と類似した状態がしばしば見られるのです。それに、テレビや新聞などを通じて、今や「認知症」について多くの情報が目につくようになり、高齢者自身や家族にとっても、「認知症ではないだろうか？」との不安に悩む事さえあるのです。ここでは、現在知られている認知症の中で典型的な病態について詳しく説明するのは別の項目にゆずり（付記を参照：アルツハイマー型認知症、脳血管性認知症、レビー小体型認知症、前頭葉側頭葉型認知症）、近年注目されている初期の認知症と疑われる症状「軽度認知障害（ＭＣＩ）」について説明しましょう。

軽度認知障害とは？　どんな症状なのだろう？

軽度認知障害は、認知症の前段階ではないかと注目されています。認知機能の低下は認められますが、日常生活や社会生活に困難を来すほどではない状態です。しかし、認知症に特有な記憶障害、つまり、もの忘れや、注意力の低下、仕事を計画的に行う応用力の低下などが現れます。このような状態であっても、特に認知症自体の症状に比べれば、その障害の程度は軽いのです。では、どんな状態か、その具体的な例を挙げてみましょう。

良く見られるのは、会話の中で同じ話が繰り返し出てくる。今まで良く知っていた人の名前や自分のキャッシュカードの番号がとっさに出てこない、でも、ヒントが与えられると思い出す程度の物忘れ。スーパーでの買い物の計算が苦手になっている。テレビや映画のストーリーが理解できず、楽しめなくなっている。炊事で複雑な料理ができない、鍋をこがす。仕事場では新しい手順が覚えられなくなり、何度でも質問する。何となく無気力で元気が出ない、などの症状が見られます。このような症状あるいは状態は高齢者に良くみられることで、一般的な老化現象となかなか区別が付きにくい場合があります。

そこで、当事者である本人あるいは周囲の人たちが物忘れの記録や、気になる仕草や状態の記録をして、専門医(神経内科医、認知症専門精神科医)の診察を受ける事を勧めます。高齢者の場合、内科的な他の病気との関連を考えられますので、かかりつけ医がいる場合は、その医師から専門医へ紹介してもらうのがよいでしょう。このような症状は一般的な老化現象や老人性うつ病でも見られるので、専門医の正確な診断が必要なのです。

軽度認知障害と診断されたら

では、軽度認知障害と診断された本人や家族、周りの人々はどのように対応したら良いのでしょう？　一旦、軽度認知障害と診断された人の内、約50％は数年後には認知症を発症すると言われています。しかし、このような人たちでも、適切な医療支援を受ける事で認知症の発症を遅らせる事が示されています。一方、あと半数の人たちは、積極的に運動や音楽、ダンスなど社会活動に参加したり、行政の指導する地域包括支援センターの支援を受ける事により、認知症の発症に至らず自然の経過の老後を過ごすことができるとされています。

しかし、本人にとっては軽度認知障害と診断されること自体大変なショックであり、将来に対する不安があるのは当然ですが、まだこの段階では精神機能はそれほど衰えてはいませんから、今後、仮に認知症に進行した時に備えて生活のあり方について家族に良く相談しておく事を勧めます。一方、家族の方も将来に向けて認知症となった家族の支援、介護などの具体的な問題についてお互いに相談しておく必要があります。軽度認知障害との診断は、今後の本人を含め家族全体の生活スタイルを考えるための「信号」と受け止めて下さい。

認知症の物忘れと老化による物忘れとの違いは？

まず、軽度認知障害での「物忘れ」の特徴は、経験した事自体は覚えているのですが、その詳細な内容が思い出せない、たとえば、会合や会議の約束はしたけれどいつ、どこで誰となどの内容を忘れている。あるニュースを聞いた事は覚えているが、その具体的な内容については曖昧である。会話の途中で突っ込んだ話題となると話は聞いているが、内容を思い出せず、何回も聞き直す。また、以前話した事を忘れて同じ話を繰り返す、などが挙げられます。

一方、認知症の場合の物忘れの特徴は、物忘れの自覚が乏しい、直前の生活体験そのものを忘れる事が挙げられます。数分前会話した事を忘れている、したがって、同じ話を繰り返したり、質問を繰り返す。行動の記憶がない。そのため、食事をした事を忘れている。日常使用している物の置き場所を忘れて思い出せない。どこにいるのか思い出せない。症状が進行してくると家族や親しかった人の名前が思い出せない。適切な言葉が出て来ない。物の名前が思い出せない。このように病気の進行によって物忘れの程度は異なっていますが、初期の場合は、「忘れた」事を指摘されると、当人は多少気がついていて、その場でごまかす、あるいは繕おうとして不自然な態度をとります。しかし、以前の出来事や家族の事や子どもの頃の記憶は保たれていて、過去の事の会話には問題がありません。

正常老化による物忘れは、物忘れ自体を十分自覚している点で、病識が薄れ始めている初期の認知症の物忘れとは全く異なるのです。例えあることが思い出せないとしても、ゆっくり時間をかけたり、ある種のきっかけやヒントが与えられると思いだすことができるのです。社会生活には問題はありません。

認知症に対する薬は？

２０１９年現在、わが国で「認知症治療薬」として使用が認可されているや薬物には、ドネペジル（商品名：アリセプト）、ガランタミン（商品名：レミニール）、リバスチグミン（商品名：リバスタッチ）とメマンチン（商品名：メマリー）が、あり、いずれもアルツハイマー型認知症の進行を抑える薬として開発され、使用されてきました。しかし、その効果は限定的で、認知症それ自体を治療する薬ではありません。わが国をはじめ世界各国の研究者が、多くの研究費を投入して認知症治療薬の開発に努力を重ねてきたのですが、残念なことに、未だ治療薬の開発に成功していないのが実情です。特に、アルツハイマー型認知症では、脳内に病的なある種の蛋白質や類似物質（アミロイドβ、タウ）が認知症発症前より蓄積していることが知られているので、これらの認知症誘発物質と思われている物質の出現を抑える予防的な薬物の開発も進められていますが、まだ実用の段階には至っていません。

一方、現在使用されている「認知症進行抑制薬（進行を遅くする）」は果たしてどれだけ有効的か？という問題もあります。これらの薬は臨床試験（多くの大学病院精神科や神経内科で行われた）の段階で、最大８カ月ほど認知症症状の進行を抑える程度で許可されているのです。しかし、実際の臨床の現場では、どれだけの効果があったかを見る改善度の指標を用いても、あまりはっきりした結果が得られていません。患者さんの家族から「少しは、落ち着いたみたいです」との言葉を聞き、「しばらくこのお薬を続けてみましょう」と投与を続けることがありますが、むしろ「落ち着きがなくなった、興奮しやすくなった」との訴えがあり、そのような場合はすぐに薬を止めることにしています。

認知症の中でも「レビー小体型認知症」の場合、幻覚や妄想に対して抗精神薬として「統合失調症」にだけ使用が認可されている薬物を使用することがあります。しかし、これらの抗精神薬の使用は、認知症の患者さんに対して本来認められていないのですが、注意深く薬物の量を検討しながら投与すれば、症状を改善することができます。ただし、これらの薬物の使用にあたって医師は、家族によく説明して、了解してもらわなければなりません。というのは、アメリカでは認知症患者さんに対する抗精神薬の使用は、死亡率を高める危険性があると忠告されているからです。

認知症は予防できる？

難しい問題です。答えは「イエス」でもあり「ノー」でもあります。

先ず、認知症の中でも予防できるものに「脳血管性認知症（付記：参照）」があります。この病態は高脂血症（コレステロール値が高い）、動脈硬化症（動脈が硬くなっている状態）や糖尿病などの生活習慣病が基になって脳の小さな血管が詰まったり（ラクナ梗塞）、脳梗塞、脳出血が起こった結果、認知症の症状が出現するのです。したがって、このタイプの認知症は明らかに生活習慣病が誘因となっています。つまり生活習慣病を予防することで、このタイプの認知症を予防することができるのです。適切な運動、適切な食事、ストレス解消、禁煙などの日常の生活に気をつけることにより、認知症の発症に予防的効果が発揮できるのです。

予防できない、あるいは難しい認知症に「レビー小体型認知症（付記：参照）」と「前頭葉側頭葉型認知症（付記：参照）があります。いずれもなぜこのような病気が起こってくるのか原因がはっきりしていないのです。

認知症の中でも最も発症の頻度が高い（40～60％）病気に「アルツハイマー型認知症（付記：参照）があります。これまで多くの研究によりどのような状態がこの認知症の発病と関連しているか調べられてきました。その結果、病気の発症の引き金になるかもしれない様々な因子（危険因子、あるいはリスク）が明らかにされてきました。先ず、挙げられるのは「加齢」です。確かに80歳以上になると5人に1人はアルツハイマー型認知症になると言われています。しかし、「年齢」は予防できません。すでに筆者も一番の危険因子を持ち合わせていることになります。その次にリスクが高いのは、聴力の低下、難聴です。難聴を放置していると認知症になる確率が高くなると報告されています。さらに、喫煙が挙げられます。続いて、注目されるのは、社会的孤立、運動不足です。他に生活習慣病が挙げられます。２０１７年、英国の世界的に権威ある医学雑誌『ランセット』に「アルツハイマー病は、脳への刺激・運動・食事に気をつければ35％は予防できる」と報告されています。

では、脳への刺激とはどんなことをすれば良いのでしょう？

「脳トレ」は予防に役立つ？

近年脳への刺激の方法として「脳トレーニング」がブームとなり、数多くの商品、関連本、パズル、ゲームソフトが提供されています。このようにあふれんばかりの「脳トレ」関連商品のどれを選んで、「脳に刺激」を与えれば、認知症の予防につながるのか戸惑うばかりです。例えば、ぬり絵、計算問題、間違い探しなどがあり、高齢者のリハビリテーションで良く使われています。確かに、これまで発表されてきた研究論文や商品の宣伝では認知機能の改善が見られたと示されています。

例えば、わが国で「脳トレ」ブームの火付け役になった東北大学の脳科学研究者、川島隆太教授は、「簡単な計算をしている時、脳の前頭葉をはじめとする頭頂葉の広い範囲が活性化する（機能的磁気共鳴画像）」ことを示しています。この場合、「活性化」とは脳血流の増加を示しており、その結果脳神経に十分な酸素が供給され、脳神経の活動を盛んにすると思われているのです。この報告が「脳トレ」の有効性に繋がると考えられて、ゲームソフトやドリルが出回るようになり、多くの高齢者たちが試すようになりました。

しかし、「脳トレ」の効果については多くの脳科学者が懐疑の眼を向けるようになってきました。例えば、一時的に脳の血流が増えたからといって「脳が鍛えられる」訳ではなく、「脳の活性化（この場合血流増加）」が「脳機能（脳の働き）の向上を意味するものではないとの意見があります。しかも、単純計算や書字を繰り返す「脳トレ」を続けていけば、課題に慣れ、解答時の脳の活動はむしろ低下していると思われるのです。このような観点から、イギリス・ロンドン大学などで行われた大規模な「脳トレ」の効果を検証した実験が世界的に権威のある医学論文雑誌「ネイチュア」（２０１８年）に発表され、話題を呼んでいます。その結果は、想像していたものとは全く異なっていました。「脳トレ」（論理的思考・問題解決能力を高めるゲーム、短期記憶を高めるゲーム）を行ったグループと「脳トレ」とは関係ないと思われているゲームをしたグループの間で、認知テストの成績を調べた結果、予想に反して、どのグループでも認知テストの向上は認められなかったのです。ただ、ゲームの成績だけが向上しただけでした。つまり、この実験結果からは、「脳トレ」をいくら行っても、「脳トレ」の課題の解決がうまくなるだけで、「脳の働きの活性化にはいたらない」、という事になります。他にも過去に出た３００件以上の脳トレに関する論文を詳しく調べた研究では、「これらの脳トレーニング・ゲームが脳の認知機能を向上させるとするには根拠が希薄過ぎる」と結論しています。どうも、いわゆる「脳トレ」の効果には限界があるようです。

脳には様々な機能があって、どの部位の脳の機能を活性化すれば、認知機能の保持に繋がるのか、厳密には分かっていません。認知心理学では、作業記憶（短い時間内に心の中で情報を保持し、同時に処理する能力で、会話する、読み書きする、一連の作業をスムーズに行うなど、日常生活を行う能力）の開発が重要ではないかと提唱しています。つまり、積極的に社会的な活動に参加したり、料理、工作、畑仕事，菜園などをして、この脳の機能を働かせることです。

一方、脳科学の分野では、「運動が脳の神経細胞を育てる」ことが良く知られています。運動をすれば「脳由来神経栄養因子」という物質が、脳の中で盛んに分泌され、脳の神経細胞（ニューロン）や脳に栄養を送る血管の形成を促す事が明らかになってきました。つまり、運動することにより、認知能力を高める神経結合（シナプス）を増やしたり、感情や思考に関連する神経伝達物質（ドーパミン、セロトニンなど）の分泌を促す効果があると言われていいます。

脳神経細胞は年齢とともに減少すると思われていましたが、脳のある部位には神経幹細胞という神経細胞のもとになる細胞があって、新たな神経細胞を生成していることが明らかになっています。特に記憶の保持に密接に関係している脳の部位（海馬歯状回）では、外部からの刺激によって神経細胞が新生され、枝を伸ばして他の神経細胞と結合して新な回路を形成することも分かってきました。

ここで、「脳トレ」の効用を否定するものではありません。自分に合った、しかもちょっと難しい課題を見つけ、根気よく集中して取り組めば、どんな作業であっても、少しずつ神経細胞の枝が伸び新しい神経細胞同士の結合が増えて、脳の機能は活性化し、「脳トレ」としての働きを果たしてくれるのではないでしょうか?

そこで、「脳トレ」の後には必ず「運動」の時間を付け加えましょう。

認知症と遺伝との関係？

「アルツハイマー型認知症」の多くは遺伝性を示しませんが、一方では明らかな遺伝性を示す患者もいることが知られています。アルツハイマー型認知症患者の60％がある種の遺伝的要素を持っていることが分かってきました。それはコレステロールや脂肪の運搬や細胞内への取り込みに関係する蛋白質（アポリポ蛋白E）で、この蛋白質を作り出す遺伝子（対立遺伝子）に3つの対立遺伝子があり、その内の一つであるApoE e4を持っている人の発症率が高いことが分かっています。日本人では約10％がこの遺伝子を持っています。この遺伝子を持っている人は平均65歳以降の老年期でアルツハイマー型認知症を発症すると言われています。さらに、この遺伝子を持ち合わせている人の内で、必ず「アルツハイマー病」を発症する人があり、このタイプの認知症は「家族性アルツハイマー病」と呼ばれ、家族間で2分の1の確率で子孫に受け継がれ、40～50代の早期から発症します（若年性認知症）。一方、この遺伝子を持っている人でも必ずしも認知症を発症するとは限らないケースもありますが、発症しやすい体質を受け継いでいると考えられます。

これまでの研究の結果、アポリポ蛋白Ｅ４は、①アルツハイマー型認知症の患者群では一般人口より有意に高い、②アルツハイマー型認知症の発症年齢を早める、③認知機能をより低下させる、④脳の萎縮進行程度に影響を及ぼすなどが明らかにされています。

治る認知症

これまで説明してきた「認知症」では、根本的な治療が困難な場合をあげてきましたが、完全に治療できる「認知症症状」を伴う病気が、認知症の内、10数%あることが分かっています。原因となる病気の種類は多くありますが、ここでは、先に述べた友人の場合のような代表的な病気について説明します。一般的には早く診断を受け治療を開始することが望まれます。専門医であれば、これらの病気の可能性を考えて的確な診断をつけることができます。

慢性硬膜下血腫：転倒して頭を打った後に1～2カ月してから、歩行障害や認知症の症状が出てきます。これは、脳を覆っている膜（硬膜）と脳の間の小さい血管が破れてそこから少しずつ出血して、血の塊（血腫）を作り、脳を圧迫することによって起こってきます。比較的急速に認知症の症状が進行しますので、他のアルツハイマー型認知症などゆっくりと進行する病気とは区別がつきます。脳のCT検査で容易に診断がつき、脳神経外科で比較的容易に手術で取り除くことができ、認知症が改善します。

正常圧水頭症：記憶障害、歩行障害、失禁、認知機能障害などの認知症症状が半年～1年で出現してきた場合は、脳室内に大量の髄液がたまり、脳を圧迫することによって起こって来る病気が疑われます。この場合も頭部CT検査、MRI検査で容易に診断がつき、脳外科手術によって、治癒あるいは症状の改善が見込まれます。認知機能の改善が十分でなくても歩行障害や失禁が治れば、日常生活は随分改善します。

甲状腺機能低下症：この病気は、甲状腺ホルモンの分泌が不足して、記憶障害、集中力、注意力低下が起こり、他の認知症の初期症状と紛らわしい症状を示します。しかし、身体症状として、血圧低下、浮腫などが認められ、血液検査で診断がつきます。この場合、甲状腺ホルモンを補う事で、これの症状が改善あるいは、友人の場合に見られるように完全に回復します。比較的高齢女性に認められる病気で、今では医師国家試験の問題に出題されているほど、見落としてはならない良く知られた内分泌系の病気です。

他に、栄養のかたよりで、ビタミンＢ１，ビタミンＢ12、葉酸欠乏症などの代謝性の病気でも同様の認知症がおこってきます。いずれも、内科的に治療できて回復します。

第8章

夜、すぐ目が覚める

第8章　夜、すぐ目が覚める

多くの人たちが経験していることだが、太平洋を渡ってアメリカに旅行した時に厄介なことに「時差ぼけ」がある。今は昔、まだ羽田にしか国際空港がなかった時代、地方都市から出かけて羽田からアメリカ西海岸の都市へ行くのには、どうしても夜の出発便に搭乗しなければならなかった。やっと搭乗機が離陸するのは、すでに午後9時を回っている。それから、機内食を食べ、落ち着いた頃に少しは眠気をもよおしてくるが、座席での不慣れな姿勢ではなかなか寝つけない。しばらくまどろんだかと思えば、給油地のアンカレッジに着き、しばらく機外に出て、ラウンジで休憩するが、すでに日本時間では朝方になっている。ほとんど眠らないまま、再搭乗して目的地に向かう。この頃になるともう体内時間は朝になっているので眠気はなくなってしまう。

ほぼ睡眠を取らずに目的地に到着するまで、約12時間。すでに、目的地とは12時間の時間差があり、到着した土地では夜になっている。ホテルに着いて長い時間同じ姿勢で強張った体を伸ばしベッドに横たわるが、なかなか寝つけない。その内に夜が明け、目的の会議に出席しなければならない。重要な話題に集中して聞こうとするのだが、突然眠気が襲ってきて、ぼーっとしてほとんど会議の内容が頭に入って来ない。強烈な「眠気」がどうしようもなく襲ってくるのだ。実はこの時の生体内時間は出発現地時間の夜中になっているのである。このような出発時の生体内リズムは3、4日続き、1週間後にやっと現地時間に同調することになる。

ここに述べた話は、筆者がまだ30代の頃のことである。しかし、65歳を過ぎて顧問をしている研究所の若い研究者たちとアメリカの学会に出張することになると、すっかりこの「時差ぼけ」の様子が異なってきたのである。まず、長時間同じ姿勢で座席に座っていることがそれほど苦痛ではなくなってきた。機内食の後にビールを貰って飲むと、自然に眠気が襲ってくる。時々眼が覚めるのだが、すぐに眠りについて、現地到着時には頭もすっきりしている。一方、同行の若い研究者たちは「眠れんかった。首が痛い、体が強張った」と訴え、何となく気分がすぐれない様子である。

現地での時間はすでに夜になっているのだが、ホテルのベッドに横たわると、本来体内時間は昼なのに長時間座っていたことの疲れが出て、うとうと眠りに入り、朝方を迎えると、眼が覚める。学会の会場で薄暗くなっても昔若い頃に襲ってきたあの「眠気」は起こらない。夜の懇親パーティーも楽しむことができたのである。同行の研究者は、うつろな眼で、早く懇親会が終わらないかなと、佇んでいる。

「先生、眠くならないのですか？　どうも、現地に来て1日目の辛さには参りますね。昨夜もほとんど眠れないし、それに、学会会場では眠くて発表の内容もおぼろげにしか分かりません。元々英語は聞き取りが苦手ですけど、スライドは分かるのですが、それもあまりはっきり理解できない有様です」と、語りかけて来る。

「君の気持はよく分かるよ。私も若い頃は君と同じようだった。こちらは眠くて会場でもぼーっとしてあまり話が身に入らないのだが、日本から来た年配の教授たちはしっかりしていてディスカッションに参加していたのには、さすが、教授たちは立派だなと思ったものだ。とはいえ、我々のように日本から来て2日目に学会で発表するのは、全く不利だ、と思っていたよ。こちらにすれば、体は夜中を過ぎた2、3時の一番眠たい時間帯に、それも慣れない英語で発表し、討論をしなければならないのだからね。ところが、この年齢になると何となくあまり「時差」を感じなくなるから不思議なもんだね。当時年配の教授たちがしっかりしていたことは分からんでもない。要するに、眠くならないのだよ」

「へえ、そんなもんですかね」と、半分納得がいった様子で答えた。

「明日は君の発表だから、早めにホテルに帰ってちょっと練習をして明日に備えることにしようか。今夜は2日も眠れなかったので、眠くなるかも知れないが、まず、バスタブにお湯を張って、10分ほどゆっくりつかり体を温めてから、ベッドに入り、万一眠れない時のために私が持ってきた「催眠薬」を飲んだらどうだろう。この催眠薬は短時間作用で、朝方には持ちこさないタイプだ。服用してから15分も経てば眠くなるはずだけど、試して

みるかね」と、もちかけると、

「先生、そんな薬があるなら、私も試してみますよ」と、言って明日の発表への不安が多少は薄らいだ様子であった。翌朝早く、一緒に朝食を取りながら昨夜の睡眠の様子を聞くと、

「先生、ありがとうございます。あの薬、効きましたよ。疲れと一緒で、何となくスーッと眠れて、頭もすっきりしました。先生も飲んでいるのですか?」と、聞く。

「私は時々不眠の時にお世話になっているが、今回は疲れのせいか薬のお世話にならずにすんでいるよ。ま、高齢者の睡眠障害には、ある程度この薬は役に立っているしね」

前の晩、懇親会から帰ってホテルについてベッドに入ったのは、体内時間からすれば、昼の1時頃になるのだが、自然に眠気が襲ってきてそのまま4時間ほど眠りについた。この時間帯は日本時間での昼寝の時間に相当していたのである。ヒトの睡眠リズムは一般的に夜眠りにつき朝方目覚めるというパターンであるが、その間にもう1回眠気をもよおす時間帯があり、ちょうど昼食後の午後1時から2時頃である。この睡眠パターンはヒトに備わった睡眠様式らしいといわれている。15分ほどの睡眠は頭をすっきりさせ、その後の作業効率を向上させる事ができると様々な研究で報告されている。しかし、長時間の午睡は本格的な眠りに入り、目が覚めても中途覚醒状態となり作業効率は低下する。若い時に

はこの午睡リズムがはっきりしないのだが、高齢者になると午後1～2時の時間帯から「昼寝」の時間に入る。そのまま、夕方まで眠り、夜になっても寝つけないことが起こる。

「ところで、先生、年をとるとあまり「時差」を感じないというのはなぜなんですか？」それに、私の祖母は良く昼寝をして夕方目覚めて、「あら、おはよう？　ですかな、それとも、こんばんは？」とか言っていましたがね」と、話す。

「難しい質問だね。いろんなファクターの相互作用で、私たちヒトが本来持ち合わせている睡眠リズム、あるいは、生命維持の為の生体内リズム、これを「概日リズム」というのだが、高齢者では、このリズムが「曖昧」になっているようなんだ。だから、昼間でも眠くなるし、一方、夜になってもあまり眠くならない。そんな訳で、若い時には感じていた「時差」でどうしようもない眠気と、寝付けないという事の境目がはっきりしなくなっているみたいなんだ。私も自分で経験してみて、分かったような気がしたよ。これは、年のせい、年の効用かな」と、答えた。とはいえ、これは必ずしも学会会場で話題に集中して聞いているとは限らないのだが、その辺は、うまくごまかす事にした。

「それで、先生があまり眠そうにしていない事が分かりました。ところで、昨夜貰った睡眠薬ですが、あれには感心しましたね。先生が言われたようになんとなく知らないうち眠りについたみたいです。それに、朝になっても別に問題なさそうです。でも、何だか怖いですね。よく睡眠薬依存症になると言われるではないですか」

「確かに、昔は睡眠薬で依存症になると言われていた事がある。現在は昔、睡眠薬と言われたものとは違って「催眠薬」、つまり、眠けを誘う薬として新たに開発されて、使われていて、比較的薬に対する依存は起こらないと言われている。この「催眠薬」には眠気をもよおして自然の眠りにつくまでの時間、つまり作用時間には幅広い差があって、超短時間作用薬から長時間作用薬まである。一般に使われているのは昨夜君にあげた短時間作用薬の方だ。この薬は体のなかから約3時間で半分量に減って、作用をなくし、その後朝には体から排出されている。そういう訳で、自然の眠りを誘うという意味で「催眠薬」とされている。君たち若い人たちにとっては特に問題はないが、でも、高齢者に使う時にはいろいろと注意が必要だね」

「そうなんですか。ま、時差の解消には役にたちますね。お陰で、今日の発表は何とかうまくできそうな感じがしてきました」。

その日の彼はあまり眠気をもよおさずに、発表も無事にすんだのである。

睡眠のリズムの発見

健康な人なら誰でも経験していることですが、睡眠には、ちょっとした物音でも目が覚めたり、地震が起こっても分からずグッスリ寝込んでいたり、朝方夢なのかはっきりしない眠りとかのパターンがある事が分かっています。今ではよく知られているこの睡眠のリズムの発見は、アメリカのシカゴ大学医学部生理学講座で１９５３年にナサニエル・クライトマン教授と彼の大学院生のユージン・アセリンスキーによって初めて明らかにされました。

大学院生のアセリンスキーはその当時臨床研究に用いられていた脳から発生する電気信号「脳波（ＥＥＧ）」を脳波測定器を用いて毎晩ヒト（実験協力者）の睡眠時に記録をしていました。当時、一晩の脳波が記録される記録用紙の長さは約８００ｍにも及んでいました。アセリンスキーは、何度となくヒトの睡眠時に目玉が早く動く時間帯がある事に気がついたのです。そこで、クライトマン教授は実験を繰り返す事をアセリンスキーに指示し、今度はクライトマン教授の娘で睡眠脳波を記録して、「素早く目玉が動く時間帯」がある事を確認したのです。これを「レム睡眠（Rapid-Eye Movement,REM：急速眼球運動）」という言葉を提唱しました。その後、睡眠中にレム睡眠とノン・レム睡眠（目玉が動かない）が90～１００分ごとに交互に現れる事を明らかにしたのです。さらに、彼らはノンレム睡眠を浅い眠りから深い眠りまで4段階（ステージ）に分け、現在もこのステージが採用されています。

睡眠リズムのパターン

健康な成人では夜眠りにつくとまずノンレム睡眠（ステージ1、2）の浅い睡眠からステージ3、4の深い睡眠層に入ります。（図6）通常レム睡眠はノンレム睡眠開始から約80分以降に出現し、90分ほど続きます。このような睡眠パターンは脳波を測定する「睡眠ポリグラフ検査」によって明らかにされます。ノンレム睡眠は一般的に「脳の眠り」と言われていますが、筋肉の活動は休止せず、体温は少し低くなり、呼吸や心拍はゆっくりとなります。いわゆるぐっすりと寝ている状態で、多少の物音でも目が覚めることはありません。

一般に若い人たちでは、ステージ2、3のノンレム睡眠が3時間ほどまとまって出

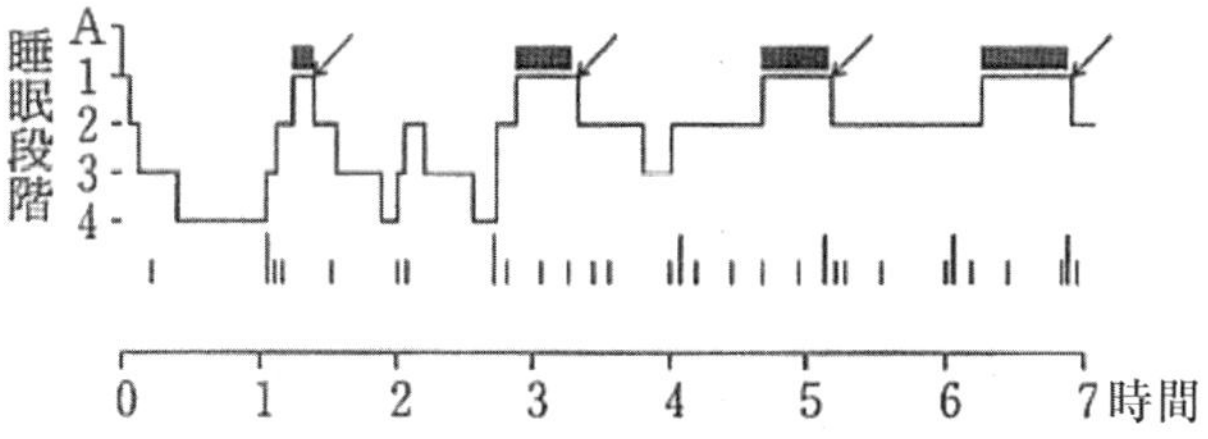

睡眠経過図 (Dement & Kleitman, 1957)

睡眠段階，A：覚醒，1～4：ノンレム睡眠，黒帯：レム睡眠，矢印は睡眠周期の終了時点を示す。
下段の縦棒は寝返りなどの粗体動（長）と局所的な体動（短）を示す。

※ウィリアム・C・デメント教授、ナサニエル・クライトマン教授、ユージン・アセリンスキーによる研究発表資料より改変

図6　睡眠パターン

現し、その後はステージ1や2の浅い睡眠になります。睡眠後半にかけて1回ごとのレム睡眠が延長していきます。中途覚醒はほとんどなく、睡眠の効率は良く、ぐっすり眠ったという感覚が得られるのです。

一方、レム睡眠では骨格筋は弛緩していて、休息の状態にあるのですが、脳は活動していて、覚醒状態になっているのです。レム睡眠時には脳が盛んに活動していることの反映として「夢」を見ることが多いのです。

では、高齢者の場合睡眠リズムはどのようになっているのでしょう。

加齢による睡眠と概日リズムの変化

高齢者の場合、若い人たちとは睡眠もパターンが異なってきます。①総睡眠時間は減少し、②レム睡眠のステージ2、3が主体となり、ノンレム睡眠が減少、③中途覚醒が増加して睡眠効率が悪くなる、④ノンレム睡眠の減少と共に、睡眠前半のレム睡眠が増加するなどの変化が認められます。一方、ベッドに入ってから睡眠に入るまでの時間は若い人たちとそれほど違いはありません。つまり、高齢者では若い時に比べて、総睡眠時間と深い睡眠が減り、浅い睡眠が増えるという事になります。

さらに、1日の生体リズム（概日リズム）にも変化が現れてきます。概日リズムを作り出す基となる神経細胞は脳の「視床下部」という場所にあり、メラトニン（睡眠に関連する物質）の分泌、体の内部体温（深部体温）や睡眠・覚醒リズムを調節し、日中は覚醒させ、夜間には眠気をもよおさせるように働いています。高齢者では、覚醒時刻が早くなり、深部体温の振幅が低下して、この概日リズムが曖昧になってきます。早寝、早起きとなり、夜型から朝方にかわり、一方、昼寝の時間の延長が認められ、多相性睡眠パターンに変化してきます。このように、生体リズムの変化も睡眠構造の変化や不規則な睡眠・覚醒リズム発生の要因となっているとされています。

このような高齢者に起こってくる睡眠リズムの変化は特に病気を持っていない健康な人でも見られる変化であり、病的ではありません。生理的な自然の経過なのです。

高齢者に多い不眠の訴えの原因は？

60歳以上では約30％の人たちが不眠を訴えていると言われています。特に、中途覚醒、早朝目覚めの訴えが多く、若い人たちに比べて2倍も多いと報告されています。さらに、不眠のため、睡眠薬を常用している人たちも80歳以上の女性で、20％にも達していたとのことです。

このように多くの高齢者に見られる不眠の原因と思われるのは、高齢者に特有な様々な病気によるものと考えられます。心臓病（不整脈、狭心症、心不全など）、慢性肺疾患（慢性気管支炎、気管支拡張症、気管支喘息）、糖尿病、泌尿器系疾患（膀胱炎、頻尿、前立腺肥大）、整形外科疾患などが多く、痛み、かゆみ、呼吸困難、頻尿などの症状が不眠の原因となっています。高血圧患者では一般に睡眠障害を訴える率が高く、中途覚醒、入眠障害が認められています。糖尿病でも約40％の患者で何らかの睡眠障害を訴えています。

一方、このような病気の治療薬も不眠の原因になることもあり、その中でも、高血圧の治療薬であるβ受容体遮断薬、カルシウム拮抗薬、喘息治療薬である気管支拡張剤、一部のうつ病治療薬、選択性セロトニン再取り込み阻害薬なども不眠の原因となりますので、注意が必要です。このような治療薬が処方されている場合、かかりつけの医師と良く相談してみてください。特に高血圧治療薬には他にも不眠を起こさない選択肢があります。

さらに、高齢者では社会的孤立、喪失感など心理的、社会的ストレスがあり、これらも又、不眠の要因となっています。

高齢者に見られる注意が必要な睡眠障害

60歳以上では先にも述べたように約３割の人が何らかの睡眠障害を持っているとされていますが、その中で特に病気が原因ではない高齢による生理的な変化としての不眠症や慢性的な病気が原因の睡眠障害以外にも、睡眠時無呼吸症候群や、むずむず脚症候群、認知症による睡眠障害があります。では、どんな病気あるいは症状なのでしょうか？

①**レム睡眠行動異常症**：中高年の男性に見られる睡眠中の異常行動で、睡眠中に夢のなかで逃れようとしたり、争ったりして、突然起き上がったり、暴力をふるったりすることがあります。時には自分自身やパートナーが負傷することさえあります。一般的に刺激を与えるとすぐに覚醒し、夢の内容は覚えています。しかし、てんかんや夜間せん妄などの意識障害では覚醒は困難であり、このような病気とは区別されます。睡眠ポリグラフ検査と睡眠中の異常行動、あるいは家族からの訴えで異常行動のエピソードから診断されます。抗不安剤（クロナゼパム）の就寝前の服用で症状の改善が認められます。現在のところ、原因は不明です。

②**睡眠時無呼吸症候群**：この症状は睡眠中に起こってくる10秒以上持続する呼吸停止を起こす呼吸障害であり、上気道の部分的または完全閉塞によって呼吸が止まる場合と、心不全や脳血管性障害による中枢性の一過性呼吸停止によって起こってきます。睡眠中に呼吸が途切れると、血液中の酸素濃度が低下し、覚醒反応による睡眠の分断がみられ、不眠、窒息感、いびき、夜間頻尿、日中の眠気、倦怠感、抑うつなど様々な症状が現れます。高齢者の場合、中年期の無呼吸と比較していびきが比較的小さい場合があること、

また日中の眠気についても自覚症状が乏しい傾向があり、見過ごしやすいのです。この病気はそれほど多い訳ではありませんが、高血圧、糖尿病、肥満、心血管病の危険因子となります。特に高齢者では、脳血管障害の独立した危険因子となっています。適切な治療（マスクの着用、口腔内装置など）、側臥位就寝指導、服用している薬物の見直し、アルコールの減量により高齢者でのこの症状の改善で死亡率が減少する、と報告されています。

③むずむず脚症候群（周期性四肢運動障害）：この症状は高齢者に多く、加齢に伴い次第に多く見られるようになります。安静時に下肢に異常感覚（ムズムズ感、虫がはう感じ）があり、このため足を動かしたくなる欲求にかられ、歩き回ると症状が改善します。この症状は夕方から夜間にかけてだんだん悪くなり、入眠困難や中途覚醒の原因となります。はっきりした原因は不明ですが、鉄欠乏貧血、慢性腎不全、慢性関節リュウマチ、パーキンソン病などの全身病で起こってくる場合もあります。原因が明らかな場合は、原因疾患の治療を行い、病状は改善しますが、原因不明のむずむず病の場合、睡眠衛生の改善、就寝前のカフェイン、ニコチン、アルコールの摂取を控えるようにします。治療薬としては抗不安薬（クロナゼパム）などが使われます。

心地よい睡眠を得るために

さて、高齢になると眠りが浅くなる、朝暗い内早々に目が覚める、途中で目が覚める、昼間に眠くなるなどの睡眠の不調が起こってくるのは、自然の経過なのです。その状況を受け入れてうまく対処することが一番望ましいのですが、なかなか実行はできません。そこで、少なくとも心地よい睡眠を得るための方法を考えてみましょう。一つは、睡眠環境を整えることです。もう一つは、ある種の薬物の助けを借りる方法です。まず、極く当たり前で、皆さんもすでに実行していると思われるのですが、睡眠環境を整えることから始めてみましょう。

①**定期的な運動**：適度な有酸素運動（やや早足の散歩や軽いジョギング、水泳など）をすれば寝つきが良くなります。早朝や夕方に行うと睡眠の質が向上します。

②**寝室の環境を整える**：部屋は暗く、静かに保ち快適な室温、ただし、24度以上の室温は睡眠を妨げます。夏には冷房で室温を調節するようにしましょう。

③**規則正しい食生活**：空腹は睡眠を妨げます。規則正しい食生活を心掛けましょう。睡眠前にスナック類やミルク、チーズなどの軽食は睡眠の助けになります。

④**就寝前の水分摂取**：水分は取り過ぎないようにしましょう。コップ一杯程度は睡眠中の脱水予防になりますが、多量の水分摂取は夜間のトイレの回数が増えます。

⑤**カフェイン摂取**：就寝前のカフェイン摂取は中途覚醒の原因になります。就寝の4時間前からカフェインが入った飲料や食べ物（お茶、コーヒー、チョコレート、清涼飲料水など）は摂らないように気をつけましょう。

⑥**アルコール**：寝酒は一時的に寝つきを良くしますが、中途覚醒が起こり、睡眠が浅くなります。適度な量を自分で加減してみましょう。

⑦**ニコチン**：喫煙は精神活動を盛んにして、寝つきを悪くします。就寝前の一服は止めましょう。

⑧**就寝前にゆっくりと風呂に入る**：40度程度の湯加減の風呂に約10分程度入ると、体の深部体温が上がり、寝付きをよくします。

⑨**8時間睡眠にこだわらない**：高齢者の平均睡眠時間は約6時間とされています。無理に眠ろうとするとそれ自身、ストレスになり眠れなくなります。

⑩**起きる時間を一定にする**：高齢者は早朝覚醒になりがちですが、朝早くからの活動はかえって一日のリズムを朝型にシフトさせる結果になるので、控えるのが賢明です。

高齢者の中でも活動的な生活を送っている人は、睡眠障害になりにくいことが分かっています。朝は日光を浴びて体内時計を調節し、昼間の活動性を高めて、できるだけ外に出て太陽の光を浴びましょう。

さて、これらの工夫を凝らしてもどうしても寝付きが悪い、寝ざめがすっきりしない場合は、医師に相談して、「催眠薬」の助けを借りてみるのも睡眠障害解決法の一つです。

良質の睡眠を得るための「催眠薬」は？

ところで、睡眠薬を使うのは、何となく副作用や依存症が気になるのではないかとの不安で、あまり使いたくないと言う方々もいます。確かに、昔は「睡眠薬」のイメージはよくありませんでした。睡眠薬依存になりやすかったのです。現在では、従来の「睡眠薬」という「眠らせてしまう」薬ではなく、「自然な眠りを誘う」薬、つまり「催眠薬」が開発され、安全に使われています。習慣性、依存性は少ないとされています。

高齢者の場合、体内で薬物を分解して排出する能力が若い時に比べて低下しているので、薬の作用、副作用が増強される傾向があります。したがって、薬の作用時間を短くして「自然の眠りに誘う」催眠薬が使われています。そこで、高齢者には超短時間作用あるいは短時間作用の催眠薬を少量（常用量の半分）から用い、安全と効果を確かめた後にその人にあった投与量を調節します。長時間作用型の薬物は、ふらつきや日中の眠気、転倒の危険があり、高齢者には用いられません。かかりつけの医師とよく相談して、適切な「催眠薬」

を選んでもらうようにするのが賢明です。ここでは、高齢者向けに比較的よく用いられる催眠薬について説明します。

睡眠を誘うのは、脳の神経細胞の表面にある受容体（GABA受容体）に結合する薬物で、ベンゾジアゼピン系催眠薬（催眠作用、抗不安作用、筋肉弛緩作用あり）、非ベンゾジアゼピン催眠薬（催眠作用に選択性が高い）と新たに開発されたメラトニン受容体アゴニストがあり、入眠困難や中途覚醒などの症状に合わせて適切な薬が使用されています。

超短時間作用薬（主に入眠困難に対して使用される薬です）

ゾルピデム（商品名：マイスリー）用量5〜10㎎　半減期：2時間

ゾピクロン（商品名：アモバン）　用量7.5〜10㎎　半減期4時間

トリアゾラム（症品名：ハルシオン）用量0・125〜0.5㎎　半減期2〜4時間

短時間作用薬（主に中途覚醒、早朝覚醒に対して使用される薬です）

エチゾラム（商品名：デパス）　用量0.5〜1㎎　半減期6時間

ブロチゾラム（商品名：レンドルミン）用量　0・25〜0.5㎎　半減期7時間

リルマザホン（商品名：リスミー）用量　1.2㎎　半減期　10時間

メラトニン受容体アゴニスト（超短時間作用薬）

ラメルテオン（商品名：ロゼレム）　用量　8㎎　半減期　1〜2時間

最近日本でも臨床使用ができるようになったメラトニン受容体アゴニスト（ラメルテオン）は、睡眠誘発に直接関係するとされているメラトニンが結合する受容体に直接結合してメラトニンと同じように睡眠を誘う薬物として開発されました。筋肉弛緩作用がないため高齢者の不眠治療に対して安全性と有効性が示されて、実際に超短時間作用薬として使用されるようになりました。

催眠薬を用いる時に注意すべきこと

高齢者の場合に処方される催眠薬の内、超短時間作用型の薬物は必ずベッドあるいは寝床にはいる直前に服用してください。この薬は服用してから約15分で眠気をもよおしてきます。その後そのまま自然の眠りに入り、朝にはすっきり目覚めます。半減期が2時間という事は、2時間も経てば、血液中の薬の濃度が2分の1になることで、眠気をもよおす有効時間は30分から60分です。従って、この薬を飲んでから起きて用事を足したり、本を読んだりしていると薬の効き目がなくなり、眠気が起こって来ないままになってしまいます。高齢者には、ふらつきがない非ベンゾジアゼピン系の「ゾルピデム（マイスリー　5㎎）が処方されます。一方、トリアゾラム（ハルシオン）は、アルコールと一緒に飲むと、眠りにつかないまま起きて普段と変わらない行動をしてしまいます。しかも、その間の記憶がなくなる「前向性健忘症」を起こします。絶対にアルコールを飲んだら、この薬を飲まないことです。

中途覚醒や早朝覚醒に対して用いられる短期作用型薬（エチゾラム、ブロチゾラム）は、服用してから2～3時間の睡眠が可能となります。半減期は約6時間で、仮に10時に服用したとすると、午前4時には血液中の濃度は半分になり、朝起きる時間帯にはほとんど睡眠作用は無くなっています。この薬物でも、服用してからも起きていたり、勝手に服用量を増やしたり、アルコールと一緒に飲むと、記憶が無くなる「前向性健忘症」を起こします。

ベンゾジアゼピン系の催眠薬は急に止めると、かえって不眠となる（反跳性不眠を起こす）事があり、中止する場合は少しずつ量を減らしていく必要があります。

また、これら全ての催眠薬には習慣性や依存性は少ないとされていますが、決して皆無ではありません。「あの薬がないと眠れなくなるのではないか」との不安のため、つい心理的に依存してしまうという事も起こります。

できるだけ薬だけに頼らない自然の眠りを誘う方法を自分で見つけましょう。とはいえ、難しい問題です。

第9章

胃がもたれるし、食欲もない

第9章　胃がもたれるし、食欲もない

戦後間もなくの頃、食糧事情が悪く、配給の米さえままならず常に空腹を抱えていた時代があった。その頃、胃がもたれる、食欲もないと訴える人はいなかった。それから70年がたち、飽食の時代となると、胸やけ、胃のもたれ、みぞおち辺りの不快感、背中辺りの違和感など様々な胃や腸の不快な症状を訴え、日常生活に支障を来している患者さんを日常の診療で診ることが多くなった。そんな方々も実は子どもの頃、時々お腹がしくしく痛くなることを経験していたのである。あの時代、国全体の衛生状態が悪く、ほとんどの子どもたちは回虫や十二指腸虫を養っていた。というのは、当時、今のような下水道はなく全ての家庭では汲み取り方式の便所で、定期的に農家や「汲み取り屋さん」が来て便所の内容物をとりに来てくれていた。

農家は人糞と尿をため池（肥溜め）に入れて保存し、それを肥料として使っていたのである。畑に撒かれた人糞肥料は乾燥するとその中に埋もれていた回虫や他の寄生虫の卵が空中に漂い、そこら中にばらまかれていた。小学生には必ず「検便」があり、朝、便を取りマッチ箱に入れて提出しなければならなかった。ほとんどの生徒が「虫卵陽性」、で駆虫薬を飲まされた。時々お腹がしくしくと痛むこともあったのである。顔色が悪く、何となく非弱な生徒には十二指腸虫がいるのではないかと疑われていた。小学校5年生の時の検便で、朝から便が出なくて困った末、飼い犬の便をマッチ箱に入れて提出し、「イヌの寄生虫卵」が発見され、大目玉を食らったことがある。それから数年後、大学医学部の内科診断学の講義で、教授から「女を診たら妊娠、胃が痛いと言ったら、回虫と思え」と教えられたのである。それほど、胃や腸の不快感の原因は寄生虫によることが多かった時代であった。

そのような不衛生な時代に育ち、あらゆる細菌と付き合ってきたおかげで、多くの病原菌にも免疫ができていたらしい。小学校6年生の時、近所のどぶ川へザリガニを捕りに行って転落し、大量の泥水を飲むはめになった。当時、熊本には「疫痢」と言って、激症の赤痢が流行っていて、多くの子どもたちが亡くなっていた。昔、疫痢で子どもを亡くした祖母は、この子も死ぬのではないか、と大変心配していたらしい。しかし、幸い何の症状もなくいつも通りに元気に登校する姿を見て「この子は生き残る」と、言って喜んでいたと、後に聞かされた。学生時代、サッカーの対外試合で行った先の旅館の夕食が悪かったらしく、翌日レギュラー選手が下痢を起こしたのである。しかし、筆者は何ともなく、補欠選手でありながら、試合に出されて惨敗。インターンの時、塩サバに当たってインターンと看護学生に下痢、嘔吐が発生、この時も無事であった。また、30代後半の頃、インドのカシミールでのシンポジウムに招かれた折り、日本から出席していた大先生がパーティーで出された食事に当たったらしく、翌日下痢で会議に出席できない事態となった。この時も、筆者は何ともなく、会議に出席し、大先生の発表原稿の代読をしたのである。以後、60歳近くまで、下痢、腹痛、胃もたれなどの消化器症状とは無縁の生活を送っていた。

しかし、60歳を過ぎると研究以外に学内の委員会やその他の様々な雑用業務に追われることとなり、ほとんど自由な時間が取れなくなったのである。その頃になって初めて胃がしくしくするような感じに襲われることがあり、食事もすすまないようになった。朝方、胃が痛んで目が覚め、何となく不快な気分で1日を過ごすこともあった。おそらく、ストレスによる胃潰瘍の初期症状ではないかとの思いで、市販の胃薬を飲んでごまかしていた。しかし、この症状も学会出張などで飛行機に乗り込むと何となく胃の存在を忘れ、薬も飲まなくてすむのである。本格的な「胃潰瘍」あるいは「十二指腸潰瘍」ではなさそうだと、自己診断をしていたのである。実験や論文執筆の時には、この胃の症状は起こってこない。どうやら、自分の好きな事をしている時には、胃の調子が良く、強制的に何かをさせられている時に限り起こってくるらしい。結局、消化器内科のお世話にもならず、胃カメラの健診も受けないまま、65歳の定年を迎えることになった。以来、あの胃の辺りがしくしくするような不快な感じや胃がもたれる、食欲がない、といったことから解放されている。

後に高齢者医療の現場に勤務する事になって、胃の不快感や胸やけなどの消化器関連と思われる症状を訴える患者さんたちが多くいることを知るようになった。また、ある種のストレスが胃潰瘍発生の原因となり、大量の出血をもたらした症例にも遭遇してきたのである。肺炎で入院してきた80歳の男性の場合、呼吸が苦しい状態が2日続いた朝、突然吐血をしたのである。早速行った内視鏡検査で胃潰瘍と診断がつき、幸い出血部位を止めることができた。その後、この患者さんは抗生剤と胃酸分泌抑制剤の投与で肺炎症状と胃潰瘍は治癒し、無事退院となった。このようにストレスにより急激に胃潰瘍を発生することもあるのだ。高齢者にとって様々な身体的な不具合や環境の変化、人間関係などがストレスとなり、胃腸管の不具合を起こすことがある。しかし、この例のような急激な病態の変化は稀であり、多くの場合、胃内視鏡検査を受けても胃の不快感や胸やけの原因ははっきりしない。しかし、そのような症状も抱えている当人にしてみれば、不安であり、また別の消化器内科を受診することになる。そこで、「少し胃が荒れている」、「食道の粘膜が少し赤くなっている」、「慢性胃炎」あるいは「逆流性食道炎」と診断されて、薬を処方されることになり、「ああ、胃がんではなかった」と、安心するケースが多い。

しかし、胃の不具合を訴えて来た患者さんで、実は胃以外に原因があった例を紹介しよう。患者さんは70歳男性、65歳で定年退職後、地域の老人クラブで世話人としてボランティア活動をしている。定年後高血圧と高脂血症の治療で1カ月に1回外来受診となっている。血圧測定と1カ月前の簡単な血液検査について説明をし、いつもと変わらない処方をして、診察を終わろうとすると、椅子から立ち上がろうとして、何か思い出したようにして、再び椅子にすわって、話始めた。

「先生、血圧とコレステロールの方は何とかお薬でうまくいっているようですが、実は、最近、時々胸やけやら胃のあたりがなんとなくあるような、痛いような、どうもはっきり言えないのですが、要するに不快感が時々あるのです。あまり、大げさに訴えるのも気がひけますが、ある時、家内に言うと、『それなら胃腸科の先生に診てもらったら、胃がんにでもなっているなら大変、早期発見が大事』だと言うので、近所の消化器専門のクリニックで診てもらうことにしました」

「それで、結果はいかがでしたか？」と、患者さんに向き直って話の続きを促すと、

「それが、いろいろと胃の調子の不具合を訴え始めると、途中で、そこの先生は、コンピューターに向かったまま、『はい、分かりました。では、内視鏡検査の予定に入れておきます』とのことで、1週間後に検査を受けることになりました。結果は『別に食道や胃、十二指腸にも異常はないようです。多少年齢相当に胃の粘膜が萎縮しているみたいです。一応、ピロリ菌の検査をしておきます。胃酸が食道に逆流して胸やけがするのかもしれません、薬を出しておきますから、しばらく様子を見て下さい』とそっけなく言われて、診察は終わりました」

「そうですか、内視鏡検査で異常が見つからなくてよかったですね。で、処方された薬で少しは胃の不具合は良くなりましたか？」と尋ねると、やや沈黙があって、

「もう2週間も薬を飲んでいますが、あまり、効果がないようです。お薬手帳を見ると、胃酸の分泌をおさえる薬で、逆流性食道炎の治療に使われますと、書いてありますが、逆流性食道炎とはどんな病気ですか？」

「胃腸科の先生が内視鏡検査で食道の粘膜にも特に異常がないと言われたのなら、逆流性食道炎ではないでしょうね。高齢になると食道と胃とのつなぎ目にあたる所、幽門部というのですが、ここの締まりが悪くなって、胃酸が食道に逆流して、食道の粘膜を刺激したり、炎症を起こしたりして傷つけると、胸やけ、鳩尾辺りの不快感を起こす病気です。あなたの場合は、別な原因で起こっているのかもしれません。高齢者で胃の不具合を訴えられる場合、クリニックの先生は一応検査をした上で、胃酸分泌を抑える薬を処方します。良く効く人とあまり効かなかったと言う人がいますが、4週間はお薬を飲んでもらいます。それでも、効かなかった場合は、別な薬に代えてみるか、胃腸科専門の外科医に相談するか、しているみたいです。」

「そうですか、ではしばらく様子を見る事にします」と、あまり納得していない様子で、椅子から立ち上がろうとした。

「ちょっと待って下さい。症状をもう少し詳しく教えて下さい。胃のどの辺りが痛むのですか?背中の方まで何となく痛いような感じがしますか?」と、たたみ掛けて尋ねると、

「はあ、いつもとは限らないのですが、何となく鳩尾辺りが痛いような、不快感です。そう言われると、背中辺りにもそんな感じがする時があります」と、怪訝な顔で答えた。

「今回、先月の血液検査結果では特にコレステロールの値に問題はありませんでしたが、少しほかの項目の検査もしてみましょう。それに、最近ここしばらく心電図検査をしていませんので、今日、心電図検査をしておきましょうか」

「えっ、何かほかの病気でもあるのですか?」と、不安なお面もちで尋ねた。

「いや、時々、ほかの病気でも同じように胸やけや胃の辺りの不具合が現れる事があるので、念の為に調べておきましょう。ちょっとお腹を診察しますので、診察台に寝てもらえますか」と、促して、腹部触診を行ったが、特に圧痛点もなく問題ない、心臓の聴診でもリズムに異常はなく、雑音もない。

「お腹にも問題はないようですし、心音も正常です。特に心配はないようです。では、心電図の検査を受けて下さい。その結果を見てからお話しましょう」と言って、患者さんを送りだした。しばらくして心電図の検査結果が出た。良く見ると、リズムには異常はないが、過去に心筋虚血(心臓の筋肉に対して血流が不足して酸素不足が起こる事)が起こっ

た痕跡があり、リズムを伝える経路で信号が一部途絶える部分がある「左脚ブロック」所見が認められた。再び患者さんを呼び入れて、心電図検査の結果を話して、循環器専門医の診察を勧めた。

「ここに、今までのあなたの病歴と今度の診察と心電図検査の結果を添えて、総合病院循環内科専門医への紹介状を書いておきましたから、予め予約を取って受診して下さい。おそらく、心臓の筋肉に酸素を供給する血管が収縮して心臓の一部に酸素不足が起きた時に起こって来た症状かもしれません。お話の様子から、単純な胃の不具合かな?と思いましたが、ちょっと心臓に問題があるようですね。循環器内科でよく検査してもらいましょう」

「そうだったのですね。でも、先生に話してよかったです。早速、総合病院に予約をしてみます」と、納得した様子で、診察室を後にした。

この例で見られるように、胃の不具合がある場合、単に消化器に関連する病気だけでなくほかの臓器に隠れた病変があるかもしれないのである。

一方では、消化管を中心とした臓器に症状出現の原因となるようながんや潰瘍がなく、さらに心臓や胆囊、膵臓にも病変が見つからないのに、不快な症状が慢性的に出現して日常生活に支障を来して、様々な訴えをする高齢者の患者さんも多いのである。このような訴えをする患者さんに対しては、明確な病因を見つけることができないため対応が難しく、患者・医師間の信頼関係の構築が困難な場合がある。このような「病気」を専門的には「機能性消化器疾患（特に原因となる臓器病変〈器質的病変〉はないが、不具合の訴えがあるという意味）」としている。現在明確な治療方法がないため、まず、医師と患者さんの良好な信頼関係の構築が必要となる。一般的には生活指導や食事指導をして薬物療法が行われ、患者さん個人にあった薬物が選択される。

最近では、「脳と消化管機能の相関」が注目されており、ある種のストレスや思考が脳からのホルモンを分泌して消化管活動に影響を及ぼす事が知られている。したがって、高齢者にとって生活環境の変化、身体能力の低下に対する不安、高血圧や糖尿病といった慢性の病気に対する精神的負担や人間関係などの精神的な要因がこのような症状を起こしてくる可能性も否定できない。アメリカなどでは心理、精神療法が取り入れられて、効果が挙げられているという報告がある。しかし、我が国の医療体制ではこのような精神療法を日常診療で採用するのは難しい。医師には、「傾聴、受容、支持、保証」が求められると同時に、患者側も医師との良好な信頼関係を築く事が必要であろう。

次に、胃、食道に何かの病変変化がある場合に起こってくる病気について説明しよう。

高齢者に見られる逆流性食道炎

胃と食道との関係

胃の辺りがむかむかする、胸やけや下を向いてしゃがんだ時などゲップと共に酸っぱいものが上がってくるような経験をしたことがあると思います。

これは胃の内容物が食道に逆流することによって起こってきます。食道は口と胃の間にある細い管で約25cmの長さです。飲み込んだ内容物は食道の筋肉の収縮・弛緩運動によって食道下部に運ばれると、そこには食道と胃の間にある関門（噴門）があり、その関門が開き、食べた内容物は胃に移動します。すると関門は反射的にすぐに閉じて、胃の内容物が食道へ再び入らないような仕組みになっています。（図7）噴門は下

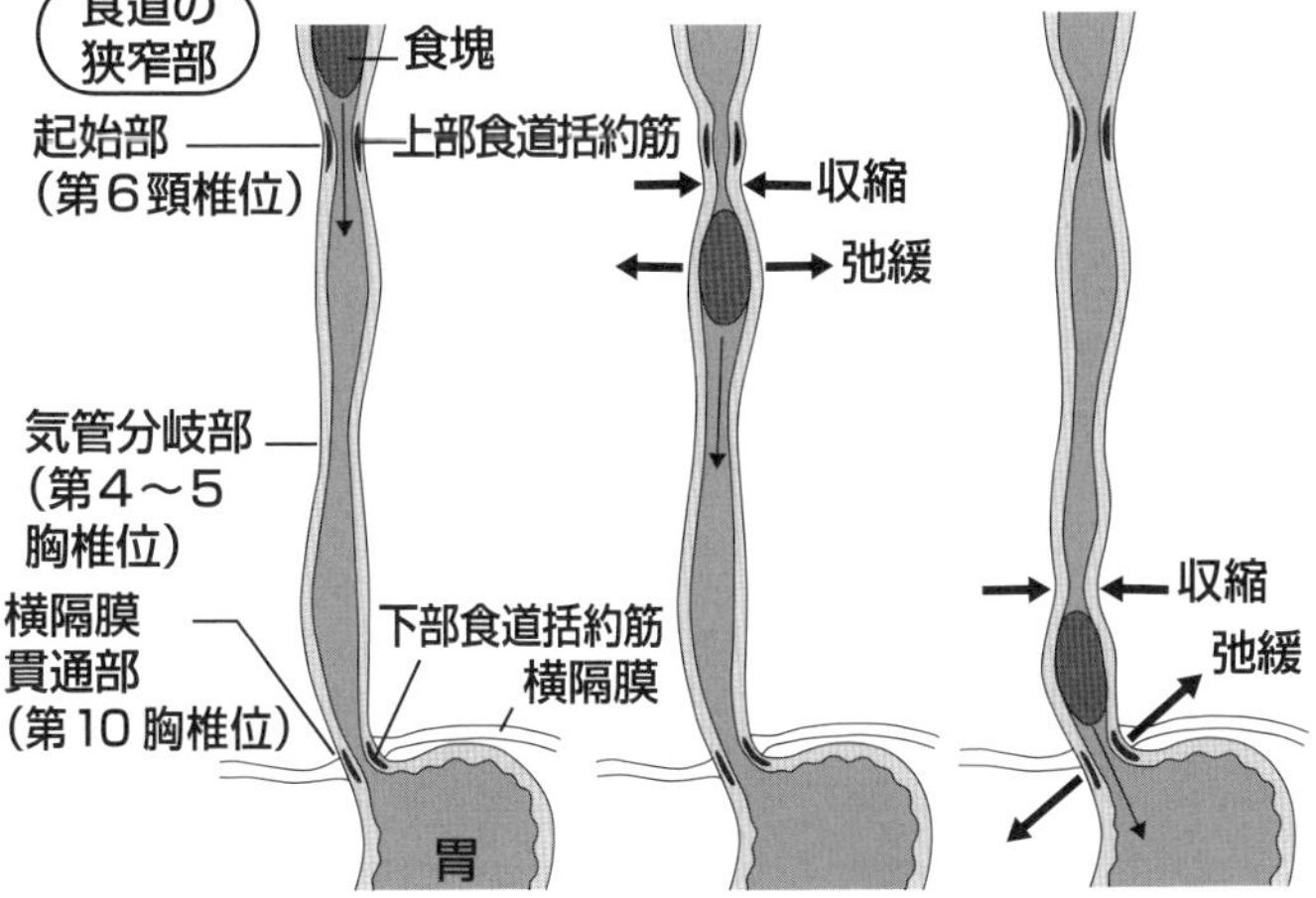

図7　食道解剖図（逆流性食道炎）

部食道括約筋という平滑筋（自分の意志では動かせない筋肉）からなっており、普段は閉じた状態となっていて、食物が運ばれて来た時にのみ反射的に弛緩して食物塊を通過させます。食道の下部や食道括約筋は成長と共に発達し続けます。乳幼児の場合噴門の発達が十分ではなく、お乳を飲ませた後、寝かせると直ぐにお乳を吐いてしまうので、縦に抱いて背中を叩きゲップさせます。成長するに従って逆流現象は少なくなりますが、一方、高齢に達するとこの括約筋の筋力が衰え、乳児期と同じように逆流現象が生じやすくなるのです。

胃食道逆流症と逆流性食道炎の違い

高齢であっても胸やけなどの不快な症状を起こしていて、胃カメラで食道を検査しても目立った病変がない場合、この状態を専門的には「非びらん性胃食道逆流症」と言います。この症状が常に起こるようになると胃酸が食道の粘膜を障害し、炎症が起こって、ただれたような状態となります。これが「逆流性食道炎」と定義されています。高齢者の2～3割は逆流性食道炎を発症しているとされています。

「非びらん性食道逆流症」の段階では、胃酸が上がってくる、ゲップがよく出る、胸やけなど胸骨の後ろ側の不快感など軽い症状にとどまっていますが、食道にびらんや潰瘍がある「逆流性食道炎」になると、胸やけはもとより、胃もたれ、飲み込んだ時や食道を通過する時の痛み、常に食物があるようなのどのつかえや違和感、胸痛などの症状が出てきます。若い世代の人たちは「逆流性食道炎」を発症する事はありません。ここでは、高齢者に見られる「非びらん性胃食道逆流症」の治療について説明します。

「非びらん性胃食道逆流症」の治療は？

非びらん性胃食道逆流症の治療には食事習慣の見直しと薬物療法があります。この病態を悪化させる食物を避ける事から始めてみましょう。脂肪が多い食物、例えば揚げ物や脂身が多い肉、アルコール類、炭酸飲料、コーヒー、チョコレート、香辛料などが挙げられます。それに、高齢者好みのあんこ類も避ける方がよいでしょう。まず自分でこの食べ物を摂った時に胸やけが起こるという事を記憶しておき、これらの食事内容に注意する事です。さらに、満腹になるまで食べると腹圧が上がり、逆流を起こす原因となります。食事の後、前屈みになるような姿勢も腹圧を高めますので、注意が必要です。寝る時には、できるだけ上半身が上がるような姿勢も、逆流の防止になります。つまり、自分自身で食習慣と生活習慣を変える事が肝心です。

薬物療法には、胃酸の分泌を抑制する、あるいは酸度を中和する目的で、「プロトンポンプ阻害薬（胃酸を造り出す細胞の中に水素イオンが入るのを抑え、胃酸の分泌を抑制する薬物）」が一般的に用いられています。そのほか、食道粘膜を保護する薬剤も用いられています。多くの場合、食生活の改善と薬物療法によって症状は改善します。

逆流性食道炎が起こる原因は？

前にも説明したように、口から飲み込んだ食物の塊は食道の収縮と弛緩（緩む事）運動（蠕動運動）で食道の下部にまで運ばれます。食道の下部で最後の部分は少し筋肉層が厚くなっていて（食道下部括約筋）、普段は収縮していますが、食物が到達すると反射的に弛緩して食物を速やかに胃に送り込みます。送り込むと同時に括約筋は再び収縮して、胃の内容物が食道に逆流しないようにします。ところが、この括約筋の働きが障害されると、十分な収縮ができず、胃酸を中心とする胃の内容が逆流してしまうのです。この状態が続くと、食道の内側の粘膜は胃酸に対して非常に弱く、炎症（赤くただれたような状態）が起こってきます。このようにして起こってくる病気が「逆流性食道炎」です。高齢になると食道括約筋が萎縮して収縮の力が弱くなり、およそ20％前後の人たちが逆流性食道炎になると考えられています。

一方、括約筋の収縮力の低下があれば、食事以外の原因で胃内容物が逆流する場合があり、症状を悪化させる原因となります。例えば、中年以降の男性に見られる肥満は腹圧を上昇させ、逆流を起こします。腹圧を上昇させるような姿勢、高齢者に見られる前屈みの姿勢、過度の腹筋を使う運動などが原因となります。女性では60歳以降に見られる骨粗しょう症による脊椎圧迫骨折・腰が曲がるなどの脊柱が短縮することや、食道裂孔ヘルニア（横隔膜の一部が裂けて胃が突き抜けて上にあがる状態）での食道のたるみが括約筋の弛緩を起こしやすくします。

どんな症状？どんな検査で診断される？

逆流性食道炎でよく認められる症状として、胸やけがあります。胸の後ろが熱くなったような感じ、ゲップが多くなったり、鳩尾の辺りの不快感があります。他の症状としては、狭心症のような痛み、胃の痛み、慢性の咳、咽頭部の違和感、喘息発作（逆流した胃内容物が気管支に流れ込み慢性の気管支炎を起こす、あるいは、気管支を刺激して気管支収縮を起こすため）、不眠、胃酸が口まで逆流して酸っぱい、あるいは苦い感じを起こすなどの症状が現れてきます。他の病気と紛らわしい症状も出ることがありますので注意が必要です。

逆流性食道炎の診断には胃内視鏡検査が行われ、粘膜障害の程度により重症度が分かります。しかし、時には食道粘膜の障害の程度と症状とが一定しない場合があり、主治医との綿密な連携が必要になってきます。他の診断方法として、食道pHモニタリング法がありますが、かなり専門的な施設で行われます。基本的には消化器専門医による胃内視鏡検査により診断されますので、胃の不快感などの症状がある場合は、主治医と相談のうえ、消化器専門医の受診を勧めます。

逆流性食道炎の治療と予防

薬物療法：逆流性食道炎はいままで述べて来たように噴門の括約筋の働きが弱まり胃酸の逆流で起こる病気です。そこで、括約筋の圧力を上げたり、逆流を防ぐ薬物を飲むことが理想的ですが、現在そのような薬物はありません。そのため、逆流してくる胃内容物の酸度を低くする、つまり、胃酸の分泌を抑える薬で胸やけなどの症状を抑え、食道炎を治そう、というのが今日の治療法となっています。

治療薬の内で最も効果的であるとして使われているのが前にも述べた「プロトンポンプ阻害薬」です。この薬は胃の粘膜にある胃酸を分泌する細胞（壁細胞）に直接作用して胃酸の基になるプロトン（Hイオン）の細胞内流入を抑制することにより胃酸の分泌を抑制します。この薬物の胃酸抑制作用は強力で、日中、夜間を問わず作用します。２００９年日本消化器学会より発行された「逆流性食道炎診療ガイドライン」に採用されて以来すでに10年に渡り、多くの患者さんに使われています。軽症例では有効率100%、その他の症例でも有効率は約90%とされています。

わが国で使われているプロトンポンプ阻害薬には、それぞれの製薬会社よって作用に多少の差はありますが、ほぼ同じです。タケプロン、パリエット、ネキシウム、タケキャブが先発薬品で、ジェネリック薬品にはランソプラゾール、ラベプラゾール、オメプラゾールがあり、先発薬と効果に差はありません。経済的な面からジェネリック医薬品の投与が推奨されています。一日一錠の服用で十分な効果が得られます。特に重い副作用はなく、医師の指示に従ってある一定期間、長期に服用する必要があります。ただし、高齢者にあっては漫然と服用を続けると胃液が中性となり、細菌が繁殖しやすくなり、肺炎発症の危険が増す可能性があり、注意が必要です。症状が取れたら、以下の日常生活に気をつけて、再発の防止を図ることが肝要です。

日常生活の注意：

①食事内容に注意しましょう。過食をしない。脂肪分の多い食事をひかえる。甘みや酸味の強い食品をひかえる。酒、たばこ、コーヒー、チョコレートをひかえる。

②食後すぐに横にならない、寝る前の食事は止めましょう。

③体位や姿勢に注意しましょう。腹圧が上がる重いものを持ち上げない。前屈の姿勢の作

業を避ける。夜間睡眠時に上半身を少し高くする。
④肥満にならないようにしましょう。内臓脂肪により腹圧が上がるので、体重を減らす。

外科的治療：プロトンポンプ阻害薬を使用してもどうしても良くならない場合、服薬の中止で再発を繰り返す症例、食道狭窄、食道裂孔ヘルニアなどの合併症を認める場合には、逆流を防ぐ外科手術が選択されます。この手術は食道を切ったり，胃を小さくするのではなく、食道下部の形を変える形成手術です。現在、内視鏡的手術が採用されており、患者さんの負担が軽減されるようになっています。

逆流性食道炎と似た症状の病気に注意

胸やけや胃の不快感、胸の痛みを起こす原因となる病気があることにも十分留意しておく必要があります。

胃・十二指腸潰瘍：胃・十二指腸潰瘍による胃内容物の排出障害が原因で逆流を来たして胸やけ症状を起こす場合があります。高齢者に多い腰痛や血液凝固を防ぐために服用している鎮痛薬やアスピリンなどの長期連用によって消化性潰瘍を起こす可能性があります。

食道がん、胃がん：食道がんや胃がんによる食物の通過障害により胃内容物の逆流が起こり、胸やけ症状を起こします。特に高度の幽門狭窄（胃から十二指腸への移行部の狭窄）があれば、逆流が必ず起こります。単なる胸やけ症状であっても、悪性の病気を否定するためにも、内視鏡検査を受ける必要があります。

胃以外の消化器病：上腹部には肝臓、胆道、膵臓、大腸、小腸等の臓器があり、それらの病気により胃もたれや鳩尾辺りの痛みといった症状を起こす事もすくなくありません。高齢化や食習慣の変化に伴って、胆石症や胆道がんは増加傾向にあり、食事と関連する症状を起こすことがあります。症状のみからでは上部消化管疾患と区別できない場合があります。小腸・大腸疾患では、急性虫垂炎の初期に鳩尾に痛みを感じることが知られています。高齢者に多い腸閉塞や慢性の便秘症でも同じような症状が現れてきます。

消化器以外の病気：代表的な病気に狭心症があります。症状は多彩で、痛みというよりは胸の辺りが重苦しい、締め付けられるよう感じの圧迫感が典型的な症状ですが、もやもやするような感じ、不快感、違和感などの症状もあり、心臓の病気とは思えないことがあります。いつも起こるわけではなく、安静時や早朝にかけて出現する事があります。

胸痛の頻度が多くなる、持続時間が長くなるような場合は、狭心症、あるいは軽い心筋梗塞の可能性があるので、循環器専門医の受診を勧めます。

高齢者に見られる食欲不振の原因は？

食欲は脳の視床下部に存在する満腹中枢と摂食中枢によりコントロールされています。視床下部は交感神経・副交感神経の機能及び内分泌機能を総合的に調節しています。これらの具体的な働きとしては摂食行動や飲水行動、睡眠などの本能行動、また怒りや不安などの情動行動に関与していることです。

空腹になると体内の脂肪が分解されて脂肪酸が遊離します。その脂肪酸が摂食中枢を刺激し、〝お腹がすいた〟と実感し、食欲がわいてきます。次に、食事から摂取した栄養素が分解され、血液中にグルコースが増えます。そのグルコースは満腹中枢を刺激することで〝お腹がいっぱい〟と感じさせ、食欲が抑えられます。このように、食欲は自律神経系によって調節されています。したがって、なんらかの原因で自律神経系のバランスが乱れると、食欲不振に陥ってしまいます。

高齢者では特に悪性の病気などの基礎疾患がなくても食欲不振に陥り、その結果として体重減少、さらに低栄養状態になることがあります。低栄養状態が長く続くと免疫機能の低下が起こり、容易に肺炎や尿路感染などの感染症を起こしやすくなります。食欲不振に陥る原因としては加齢による消化管の運動機能の低下、消化管での吸収能力の低下、消化管ホルモン、自律神経などの要因が複雑に関与していると思われます。しかし、これらの加齢による変化は自然の経過であり、若い時と同じように食欲が旺盛で、何を食べてもおいしいという訳にはいきません。ある程度の食欲低下は高齢者にとっては当たり前のことと受け入れるしかありません。しかし、問題となるのは、本当に食が入らない、何を食べてもおいしくない、体重が減少してきたなどの症状が起こってきた場合は、何か基礎になる病気が潜んでいるかも知れないのです。どんな病気があるか以下に示します。

胃・十二指腸潰瘍：前にも述べたように、鳩尾あたりの不快感、空腹時の胃の痛み、嘔気などの症状があり、食欲不振に陥ります。場合によっては胃や十二指腸の粘膜の潰瘍部位より出血を起こし、慢性貧血や多量の出血の場合、吐血することさえある注意すべき病気です。

逆流性食道炎：これまで説明してきた病気で、常に胸やけ、胃の不快感があれば、食欲不振の原因となります。

甲状腺機能低下症：甲状腺ホルモンは、日常生活での活力の基になるホルモンです。このホルモン分泌の低下が起こるのが、甲状腺機能低下症で、高齢の女性に比較的多く認められる病気です。次第に元気がなくなり、食が進まない、疲れやすくなる、皮膚が乾燥する、足のむくみが出てくるなどの症状で、食欲不振となり、次第に低栄養状態となります。抑うつ状態となり、認知症の初期症状と間違われることさえあります。

うつ病：初老期うつ病、あるいは老人性うつ病（65歳以上の人が罹るうつ病）「頭痛やめまい」「食欲不振」「吐き気」「肩こり」などの身体の不調を訴え、内科や外科を受診しますが、特に検査で異常がみつからず、当人も不安になり、ますます気分が滅入り、食欲不振に陥ります。症状は次第に進行し、自殺にまで至るケースがあり、早期に医師の診断を受ける必要があります。

肝炎：ウイルスやアルコール、なんらかの病気などの影響で肝臓が炎症を起こしている状態です。炎症の程度により、肝臓の機能に障害が出ている場合には、食欲不振のほかに、皮膚や白目が黄色くなったり、だるさ、吐き気などの症状が現れることもあります。

日常生活上でのストレス：ストレスは自律神経の交感神経を過剰に刺激します。そうなると消化吸収を促進している副交感神経の働きが抑制され、食欲が起こりにくくなることがあります。ストレスの原因を取り除いたり離れたりすることも大切ですが、すぐに難しい場合には、趣味やスポーツなどに没頭できる時間を作るのも良いでしょう。短いひとときでもリラックスできる環境を整えることで気分転換をはかりましょう。

病気ではなく生活スタイルで起こる場合は、精神的ストレス、運動不足、睡眠不足、過労、飲みすぎなどです。特に高齢者の場合、独り暮らしにより、孤独を感じストレスがたまり食欲に影響がでることもあります。

食欲不振を克服するためには？

極く当たり前のことですが、日常生活の中で、できることから工夫して食欲不振を解消するように努めてみましょう。運動不足になりがちな生活を改め、規則的に外に出る、散歩をするなど、できるだけ規則正しい生活を心がけることです。少量のアルコールは胃酸分泌を促進すると同時に食欲中枢に働きかける作用があり、さらに、ストレスを解消することもできますが、適量を保つことです。また、趣味など自分なりのストレス解消法をみつけることも重要です。

食欲のないときには、消化の良い食べ物、食べやすいものなどを少しずつ摂ることが大切です。最近は栄養補助食品でゼリータイプや飲料タイプの流動食もあります。牛乳、卵豆腐などの飲みやすく、食べやすく、蛋白質が多い栄養価のある物を食べて低栄養にならないように気をつけます。ただし、気をつけることは、吐き気があるときは無理をしない方がいいです。食欲低下により活力や行動するためのエネルギーも落ちているので悪循環に陥りやすくなっています。

食べ方の工夫も有効です。食材の配色や盛りつけ、いつもより軟らかめにするなど、少し手を加えることで、食欲に繋がることもあります。

原因が分かっている場合、例えば暴飲暴食などで食欲がない時などは、市販の胃腸薬を服用してみましょう。ストレスなどで気分がふさぐ時（軽度）などは、健胃消化作用のある生薬配合の胃腸薬が効果的な場合があります。

さて、消化器の話の最後に、なぜ同じ物を食べても下痢をする人と何ともない人がいるのか説明しましょう。

下痢をする人、しない人？

腸の中の細菌が私たちの身体を守る役目を果たしています。腸にはおよそ200種類、数にして100兆個ほどの細菌が住み着いています。その細菌たちは腸粘膜と協調して人が生きるために様々な重要な働きをしているのです。例えば、食べ物の消化、有害物質の排除、ビタミンの合成、必須アミノ酸の合成、腸運動の調節などの働きのほかに、重要な機能として免疫機能の維持があります。口から入って来たウイルスや細菌に抵抗して身体を守る「免疫器官」となっています。実際、体内にある免疫細胞の70％は、腸に集中しており、小腸の下部にある組織（バイエル板）に待機していて、常に外から侵入するウイルスや細菌の攻撃に備えています。腸内の細菌環境が悪くなると、バイエル板の働きが低下します。すると、免疫力が低下して、風邪や下痢など様々な病気に罹りやすくなるのです。この腸内細菌の内「善玉菌」と呼ばれるのが「乳酸菌」や「ビフィズス菌」で、生まれた時にお母さんから受け継いだ菌や乳児期に取り込んだ菌で、その人特有の様相を表しています。それと同時に重要なことは、多彩な免疫細胞との共生なのです。免疫細胞は身体に侵入して来た外敵（抗原）に反応して、それぞれの外敵に適合した物質（抗体）を作り出し、常に外敵の侵入に備えているのです。そこで問題となるのは、ある外敵に対して反応できる免疫機構が備わっているかどうかが、その人の身体の反応に影響してくるのです。たとえば、幼児期に様々な細菌（外敵）に曝されて免疫細胞が反応できるようになっている人と、清潔な環境で育ち、あまり外敵に出会った事がなく、免疫が十分発達していない人では、同じ外敵（例えば食中毒菌）に曝されても、下痢を起こす、起こさない、の差が出てくるのです。

最近の我が国での異常なまでのきれい好き、抗菌グッズや過剰なまでの消毒は、かえって腸内細菌叢のバランスを崩し、それに、外敵（ウイルスや細菌）の侵入を少なくしている事自体が、それらに対する免疫力を無くしているのかもしれません。

決して不衛生な状況がより好ましいと言っている訳ではありません。清潔さにも程合いが大切です。

第10章

「おしっこ」が近くなる

第10章　「おしっこ」が近くなる

山登りの歌の中で多少品がない歌詞がある事はご存知だろうか。「万里の頂上でしょんべんすれば、ゴビの砂漠に虹が立つ…」。男性にとって雄大な景色を前にして排尿する事は爽快感を伴うもので、つい「あー」と言う声を漏らしてしまう。排尿とは単に溜まった尿を排泄するだけではなく、大脳での快楽神経系の一部を興奮させる作用もあるのだ。排尿は、同時に、自分ではコントロールできない自律神経系の働きによっても支配されている。

40年ほど前に脊椎ヘルニアで手術を受けるはめになり、術後ギブス・ベッドで長期間寝たままの療養生活を送らなければならないことになった。現在では、手術方式の進歩で長期間ベッドに縛り付けられる事はないが、当時の術式（前方固定式）では、移植された骨が脊椎に定着するまでの時間が必要だったのである。そのような手術の前に排尿の訓練をするように指示され、寝たまま排尿するよう尿瓶を渡された。実際に寝たままの状態で排尿を試みるのだが、さて、どうしたものか分からない。「うーん」と力んでも排尿できない。では、起きている時の排尿はどうしているだろうと考えるが、思いつかない。どこを緩めているのか、緊張させているのかさっぱり分からないのである。普段はトイレに行けば問題なく自然に排尿できる。何も考えていないのだ。ところが寝たままでは排尿ができないのである。訓練ができないまま、手術となり、術後数日は導尿カテーテルが膀胱に挿入されていて、自然に尿は流れていたのだが、いよいよ導尿カテーテルが抜かれる事になり、寝たままの排尿に迫られた。しかし、術前の訓練でもできなかった寝たまま排尿が術後にできるはずもない。ついに1日排尿できないまま次第に膀胱は充満し、導尿で排出してもらうはめになったのである。しかし、数日後には膀胱が充満してくると自然に尿意をもよおし、寝たままでの排尿ができるようになった。排尿行為がこれほどままならないものだとは知らなかったのである。

多くの人たちは試験の前や人前での発表前になんとなく尿意をもよおす経験をしたことがあると思う。誰でも経験する事ではあり、特別問題とはならない。しかし、さっきトイレに行ったばかりなのに、また行きたくなる。トイレに行っても、それほど尿が溜まっている訳でもない。このような状態になると心因性（神経性）の「頻尿」となり、生活に支障が出る事になる。これは、特に精神的な問題や無意識の不安や緊張などが大脳の神経系に影響を及ぼし、身体症状として現れてくるのである。

筆者が若い頃の話である。医学分野と直接関係がない工学関係の学会で研究発表をすることになった。分野が異なる場で、発表するにあたっては、それなりの覚悟はあったものの、専門分野が異なった聴衆の前での発表は緊張するものである。十分に準備をし、発表内容は全て暗記し、何回も練習したうえ、念のため発表原稿や想定質問の答えを書いた紙を懐に入れて会場に入った。実は会場に入る前に、尿意をもよおし、トイレに行っていたのだが、演題が進み、筆者の発表が近くなると、また尿意をもよおして来たのである。次第に、冷や汗が額ににじむようになった。座長が、「次の演者の方、どうぞ」と、促されて演壇に上がると緊張はピークに達し、心拍数は増える、マイクを調節しようにも手が震える、まさにパニック状態となった。最初のスライドを出して、いよいよ発表を始めようとするのだが、頭が真っ白な状態で暗記したはずの文章が出て来ない。しばらく、沈黙が続いた後、やっと落ち着いて、ポケットから発表原稿を取り出して読みすすむ内に次第に心拍数もさがり、原稿から眼を離して、発表を続けることができた。どんな質問があったのか覚えていない。演壇を降りると、すぐにトイレに駆け込んだのである。たいした量も出ないのに、ホッとした安堵の気持ちに変わったのである。多少ズボンの前にシミができていたのだが…。

後に知る事になったのだが、心理的・精神的な緊張が強い時に、脳の中で脳下垂体に影響を及ぼし、そこから分泌される抗利尿ホルモン（バゾプレッシン：利尿を促すホルモンを抑制する）の分泌が抑制され、10分も経たないうちに尿が産生される状態になっていた、らしいと思われるのだ。以来、幸いな事に神経性の頻尿を感じたことはない。年齢と共に多くの経験を積み、厚顔となり、極度の緊張を感じる事が無くなったのだろう。

しかし、年を重ねるごとに友人や知り合いに「おしっこが近くなった」との訴えを聞く機会が多くなった。５年おきに開催される高校の同窓会のことである。互いに５年も経過するとそれぞれ老化の現象が目立ってくるようになる。当然筆者も他の連中から見れば、そのように見られているに違いないのだが、自分では分からない。宴もたけなわとなり、アルコールも回ってくると、トイレに立つ者の数が増えてくる。たまたま、トイレで隣になった久しく会っていない友人が、話しかけて来た。

「なあ、お前、昔は便器を壊すぐらいにいきおいよくしょんべんが出てたのが。今は情けない事にこの有様、詰まった水道管だな。それに、しょんべんが近くなってな。しょんべんの後に便器の外に雫が垂れているとバーさんが文句を言う。年は取りたくないもんだな。ところで、お前はどうだ？」と聞く。こちらは話を聞いている内に排尿は終わっているのだが、付き合って、

「うん、昔ほど元気とは言わんが、まあ、それなりに出ている。今のところ問題ない。お前、前立腺肥大でもあるのか？」と、聞くとやっと排尿が終わった彼は、ズボンのジッパーを引き上げながら、多少深刻な顔付きで答えた。

「この前、泌尿器科を受診してＣＴ検査で診てもらったが、前立腺肥大はある、それにＰＳＡ（前立腺がんの指標）が高くなっている。まあ、がんとまでは言わないらしいが…」と、言って連れ立って席に戻り、話の続きを聞く事になった。

男性の尿道は約15～20㎝で女性より長く、膀胱から尿道口まで2カ所で屈曲している。膀胱から直ぐ下部に前立腺という組織があり、尿道をぐるりと取り巻いている。この前立腺は加齢と共に肥大し、膀胱や尿道を圧迫する事になる。すると「すぐにトイレに行きたくなる」、「尿がまだ残っているような感じがする」、「尿が出にくい」「尿線が細い」などの現象が起こってくる。さらに、尿をすっきり出し切れず、排尿後に屈曲した尿道に残っていた尿が数滴もれてしまい、便器の周りを汚す事になる。また、前立腺肥大が膀胱を圧迫して刺激し、膀胱が過剰に活動して強い尿意をもよおす事もある。

「まあ、少しぐらい便器の外に漏らしたとしても、バーさんが文句言うぐらいだから問題はないが、トイレの後にズボンにしみが出ることがあるのは、いやだね」と、言う。

「それぐらいの事は誰でもあるが、まあ、この年になればしかたないかな。最近では男性用の尿パットや尿吸収パンツもあるそうだし、それだけ需要があるということだ。ところで、そのPSAの値はどのくらいなんだ?」と、聞いてみた。

「この前の検査では、7(7ng/mℓ)だった。去年までは4以下で、医者は「問題ない、大丈夫」と言ってくれたのだけれど、今度は、何となく歯切れ悪い説明だった。しばらく様子を見てから、今後の方針を検討しようとのことで、3カ月後に受診する予定になっている。どうなんだろう、やはり、がんかな、3カ月後まで結果を待つ身になってみれば、不安だよな。この気持ち、分かるか?」と、飲みかけのビールを一気に飲み干した。

PSA(前立腺特異抗原)は、前立腺の上皮細胞が産生する糖タンパク質の一種で、血液中に検出される。PSA値が4ng/mℓ以下が正常とされている。この値が高くなれば、前立腺がんの可能性が高くなり、4~10ng/mℓの場合はがんの発症率が25%、10ng/ml以上になれば、前立腺がんの可能性は50%に及ぶとされている。したがって、PSAは前立腺がんの腫瘍マーカーとして導入されている。ただし、良性の前立腺肥大や前立腺炎でもPSA値は上昇する。それに、風邪や飲酒、射精後でも一時的に上昇することが知られている。

一方、前立腺がんの早期発見に有効なため、日本では健康な一般集団を対象とする検診に導入されている。ただし、問題は仮にPSA値が高いとしても必ずしも前立腺がんではない場合があり、その確率は約60%とされている。つまり、約半数以上の例で「異常なし」となる。更に、厄介なことに全体の2~3%にPSA値が上昇しない例があるのだ。このようにPSA値には不確定要素があるため、友人が受診した泌尿器科医師の説明がなんとなく「歯切れがよくなかった」のである。

「いやー、お前の不安は分からんでもない。PSA値が7というのは、どんな医者にとっても悩ましい数値だ。とにかく、次の検査まで待つしかないね。それに、仮にPSA値が上がって来たとして、別の検査を受けなければはっきりした答えは得られない。つまり、前立腺に針を刺して、少しばかり組織を取り出して、顕微鏡でがん細胞があるかどうか調べなければならない。それからが、問題だ。仮にがん細胞が見つかって、前立腺がんと顕微鏡的に診断されたとしても、他に転移があるかどうか調べなければならない。もし転移があれば、かなり厄介なことになる。転移が無ければ、無いで手術をするか、放射線治療をするか、薬物だけの治療にするか、これも難しい選択に迫られる訳だ。ところで、俺たちの年になれば、前立腺がんの進行は遅いので、がんで死ぬより、ほかの病気で死ぬ確率の方が高い場合がある。実際、私が受け持っている患者さんで、10年前に前立腺がんと診断されていたが、薬物療法で治療されている内に、今度は脳梗塞になって、今は寝たきりになっている。しかし、がんの再発はない。今、過酷のようだが、PSAの値に一喜一憂するのではなく、精神的に落ち着いた生活をするに限るね」と、多少冷たく答えて、彼のコップにビールを注いだ。

「それは、俺だって分かっているよ。PSAが高くてもがんの確率が50%だというのは理性的には理解できる。しかし、統計学的には半々だとしてもだな、俺ががんになるグループの方であれば、俺にとっては100%になる。楽観的になれと言っても無理だ。いつも頭の片隅に不安が住み着いている」

「それも分かるよ。でも、俺たち80歳にもなれば、そろそろ終わりに近づいているわけだし、がんであればそれなりの覚悟を決め、残りの人生設計も自分自身で決められる、と思えば良いのではないかな。尊厳ある終末を迎えることができる。今まで多くの高齢者の患者さんを見送って来たが、俺自身もできればがんで逝きたいと思うようになっている。」

「それもそうだな、せっかくの飲み会なのに、しょんべんから話が飛んで、陰気になったな。ビールでも飲んで勢いよくしょんべんするか」と、互いにコップを合わせて飲み干した。

このエピソードのように、PSA検査の結果は、高齢男性にとって深刻な問題なのである。日本対がん協会「検診精度管理に関する研究会」で、前立腺がん検診の意義について疑問が提示されている。確かに女性では乳がん検診、子宮がん検診があり、早期発見、早期治療が推奨されている。そこで、男性の場合にもPSA検査により、「早期発見、早期治療、延命効果発揮、死亡率低下に繋がる」との思いがある。PSA検査が前立腺がんの早期発見に有効な手段であることに異論はない。しかし、現段階では、PSA検診により、前立腺がんの死亡率が下がったという明確な証拠は挙げられていない。前立腺がんの早期発見が死亡率低下に直結していないように見えるのは、前立腺がんそのものの性質によるのかも知れない。前立腺がんは高齢になればなるほど発症しやすくなるが、一方では一般的に進行が遅い。80歳代の約40%が前立腺がんを持っていると言われているが、その半数はがんで亡くなる事はない。つまり、高齢者での前立腺がんの一部は治療が必要でない場合があると思われるのだ。一方、仮に十分な治療を行ったとしても前立腺がん治療そのものが、高齢の患者の身体に負担となり、かえって死期を早める危険性もある、という意見もある。実際、筆者の同年輩のテニスの先生は、ＰＳＡ値が高くなり細胞診で前立腺がんと診断されたが、主治医との相談の上、薬物療法だけにとどめて、元気にあちこちのシニアのゲームに飛び回っている。先生、曰く「多少しょんべんが細くなっているけど問題なし、ところが、ホルモン注射のおかげでニュー・ハーフならぬ〝オールド・ハーフ〟になって、闘争心がいまいち」とのことである。

別の例では、積極的な前立腺がん治療を選択したのだが、かえって生活の質（ＱＯＬ）を落とす結果となり、死期を早める事になった。同年輩の同僚であったが、前立腺がん摘出手術後、術後感染が長引き、体力消耗し尿漏れが止まらず不快な生活を送っていた。術後抗がん剤の治療も受けていたのだが、その内に脊椎に転移し、圧迫骨折を起こし、痛みがひどく、歩けなくなり、放射線療法を受ける事になった。２回目の放射線治療で、体力を消耗して、放射線治療を断念、痛みのコントロールのため緩和治療病棟に入院し、終には肺への転移で全身状態悪化のため亡くなったのである。不幸な転機を辿った例であった。

尿漏れと頻尿

尿漏れは自分の意思と関係なく尿が漏れてしまう状態で、専門用語で「尿失禁」と呼ばれています。40歳以上の女性が経験していることで、特に高齢になると頻繁に尿漏れが起こり、実際に悩んでいる人たちが多いのです。でも、恥ずかしいという気持ちで我慢している方がほとんどです。一方、頻尿とは、「さっき行ったばかりなのに、またトイレに行きたくなった」「夜中に何回もトイレに行く」など、日常生活に支障が出て来る状態で、一日8回以上、さらに夜間に2回以上の排尿回数の場合、と定義付けられています。高齢者の夜間の頻尿は睡眠を妨げるばかりでなく、起きてトイレに行く時に転倒して骨折の原因ともなっています。いずれも、高齢者にとっては加齢に伴う自然の成り行き、あるいは恥ずかしいとの気持ちで放置するのではなく、これらの症状を起こしている原因を確かめ、適切に対処するよう努めましょう。

そこでまず、尿漏れ、頻尿の原因を理解してもらうために排尿の仕組みの基礎知識について説明します。

排尿の仕組み

尿は腎臓に流れ込んだ血液の中から、老廃物、不要ミネラルがろ過されて作られ、腎盂に集められて、尿管を通って膀胱に溜まります。膀胱に溜まった尿は、尿道を通って体外に排出されます。成人の一日尿量は1000～1500㎖、気温や水分摂取量によって異なります。成人の場合、膀胱に貯められる尿量は200～300㎖で、最初に尿意を感じるのは150～200㎖ほど溜まった時です。それから30～60分は我慢ができるのが正常と考えられています。そこで、昼間の排尿は3～4時間ごとが一般的なペースとなります。正常の場合、夜間睡眠中の排尿はありません。せいぜい1回が限度です。では、どのようにして排尿ができるのでしょう。（図8）

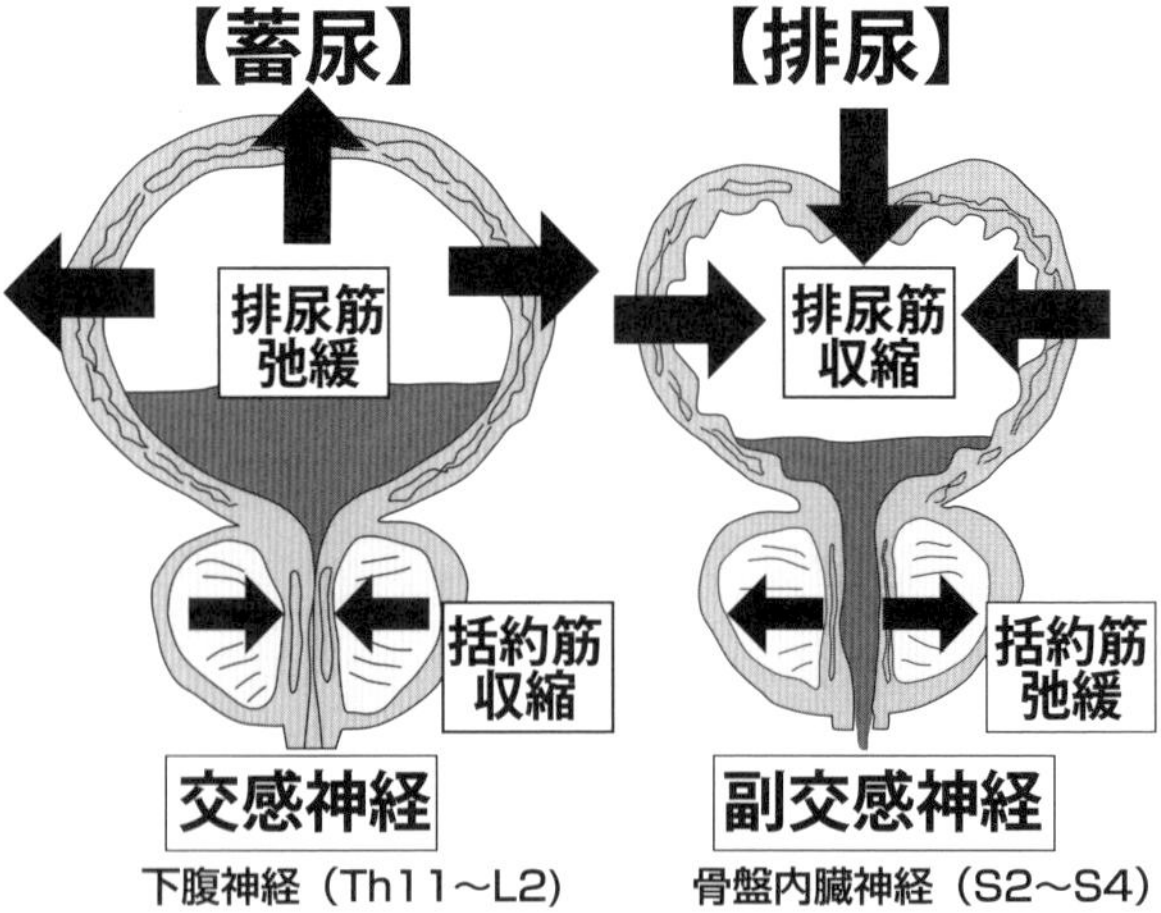

図8　排尿の仕組み

膀胱に溜まった尿は膀胱壁を引き伸ばし、膀胱平滑筋の中にある神経終末（求心性神経終末）を刺激し、この情報は陰部神経を経由して脊髄の中の神経を伝わって、脳の中枢神経系に伝達されます。排尿、排便などの働きをコントロールする脳の部位は延髄という場所で、ここに伝達された「膀胱が膨らんでいる」という情報は、内臓の感覚を感受する大脳の部位に伝えられると、「おしっこ」をしたいと「尿意」を感じます。この情報は、同時に延髄の自律神経系をコントロールする部位に伝えられ副交感神経系を興奮させ、脊髄の神経経路を伝わって、膀胱平滑筋にある副交感神経の神経終末からある化学物質（アセチルコリン）を分泌させ、膀胱を収縮させると同時に膀胱の下部にある「内膀胱括約筋」と膀胱と尿道のつなぎ目にある「外尿道括約筋」を弛緩させて、尿を排泄させます。一方、尿を貯めている状態の時は、まだ膀胱壁が伸展されていないので、中枢神経系には伸展の情報は伝えられていません。この状態の時は、交感神経系が働いていて、膀胱を弛緩させ、内・外尿括約筋を収縮させています。したがって、この状態の時には、尿が漏れることはありません。このように、排尿は大脳から自分の意志での指令と自律神経系の相互の連携した働きによってコントロールされています。

尿漏れ（尿失禁）とは

尿失禁とは自分の意思とは関係なく、自然に尿が漏れてくる状態と定義されています。尿失禁は高齢者に多い症状で日常生活に支障を来すことになりますので、尿失禁の状態と原因に応じて対処する治療法があり、泌尿器科専門医の受診を勧めます。

尿失禁には様々な症状があり、代表的な例を示します。

高齢の女性の尿漏れの悩みの原因は、尿道が男性より短く、３～４㎝ほどでまっすぐ伸びているという女性特有の構造にあります。それに、高齢になると骨盤内にある臓器を支えている骨盤底筋群がゆるんでいて、お腹にかかったちょっとした腹圧でも尿道を閉めきれなくなって、尿が漏れだすのです。

これを「腹圧性失禁」といって、女性の尿失禁の中で最も多く、週１回以上経験している女性は５００万人以上いると言われています。ある程度加齢による現象なので病気ではありません。一方、腹圧がかかる加重労働、排便時の強い力み、喘息などは骨盤底筋を傷めて、緩くする原因となります。高齢の女性での骨盤底筋のゆるみは、骨盤底筋群を鍛える事によってこの悩ましい症状を改善することができます（訓練法については後述）。

尿失禁の中でも日常生活に支障を来す失禁に「切迫性尿失禁」があります。前にも述べたように排尿は脳からの指令を受けているのですが、この指令の不具合、自律神経系の不調や脳血管の障害によりコントロールがうまく行かない場合に見られる症状です。急に尿意をもよおし、どうしても我慢できずに漏らしてしまう状態です。しかし、多くの場合、はっきりした原因が無いのにも関わらず急に膀胱が収縮してしまい、切迫尿意や失禁を起こすことがあります。突然の事なので、外出中や乗り物に乗っている時などには大変困ります。常にどこにトイレがあるか気をつけていなければならない状況におかれます。男性では前立腺肥大症や女性では子宮脱、膀胱瘤が切迫性失禁の原因となります。

一方、自分では尿を出したいと思うのに出せない、その内に少しずつ漏れてしまう事があります。多くの場合このタイプの失禁は、下腹部の手術などで神経が障害を受けて起こってくる排尿障害で、男性では前立腺肥大症、前立腺がん手術、女性では子宮がん手術後に膀胱周囲の神経の機能が犯されて正常な働きをしなくなっている時に見られる症状です。

他には、排尿機能は正常ですが、運動機能、歩行障害や認知症が原因でトイレで排尿ができず、漏らしてしまうケースがあります。

頻尿を起こす病気には？

「さっきトイレに行ったのに、また行きたい」「急に尿意をもよおし、すぐにトイレにかけこむ」などの症状があり、日常生活に支障を来している状態で、その症状の背景にはなにかしらの病気があることが原因となっています。頻尿を起こす病気の代表例について紹介しましょう。

過活動膀胱：　聞きなれない病名かも知れませんが「過活動膀胱」とは、一つの病気ではなく、原因は異なるもののある一定の症状が現れる「症状症候群」と呼ばれるものです。尿がそれほどたまっていないのに膀胱が活動し過ぎてしまう状態で、起きている時に排尿回数が８回以上の場合を「昼間頻尿」、就眠中の排尿回数が２回以上ある場合を「夜間頻尿」と定義されています。ほかには「今にももれそう」という具合に異常に切迫した尿意が急にやってくる「尿意切迫」があります。この場合、膀胱炎、膀胱がんや尿結石などの病気がないのに関わらず、急に尿意切迫感が起こります。

過活動膀胱は年齢が上がるにつれて発症例が多くなっているとされており、高齢者にますます増えて来るものと思われます。過活動膀胱に対する薬物療法については、後に説明します。

前立腺肥大症：男性特有の病気です。前立腺は膀胱から尿道が出る所で尿道を取り囲んでいます。中高年の男性で何らかの原因で前立腺が肥大してくると尿道を圧迫し、様々な排尿障害を引き起こします。加齢と共に男性ホルモンをはじめとするほかの性ホルモン環境の変化のせいで前立腺が肥大すると考えられています。通常、高齢者で「尿の出が悪くなる」という症状で現れてきます。狭くなった尿道に尿を排泄しようとして膀胱が過度に収縮を繰りかえす内に膀胱の筋肉が障害を受け、これが異常な収縮を招き「過活動膀胱」の症状を招きます。さらに、排尿後にも膀胱内には尿が残っており(残尿)、また、おしっこをしたくなるなど、「尿が近くなる」原因となります。

膀胱炎：膀胱の中に細菌が入り込んで、膀胱の粘膜に炎症を起こす病気です。その症状は頻尿、残尿感、排尿時の痛みがあり、診断は尿の検査で分かります。特に女性に多い病気で、ほとんどは尿道から大腸菌をはじめとする雑菌が直接入り込んで起こります。元来、大腸菌は腸内では炎症を起こすなどの作用はなく、ビタミンの産生などの働きをしているのですが、一旦外部に出ると他の臓器の粘膜に障害を与えて炎症を起こすのです。女性の場合尿道が短く菌が膀胱に入りやすいために膀胱炎になりやすく、繰り返し発症する方も多いようです。

治療としては抗生物質があり、数日間きちんと服用すれば、症状は無くなります。しかし、最近ではおむつをしている寝たきりの高齢者では膀胱炎を繰り返す事が多く、そのために抗生物質を使用する事になり、菌が変化して薬が効かなくなる「耐性菌」の出現に注意しなければなりません。抗生物質は決められた通りにきちんと飲んで下さい。尿が近いからといって水分を控えるのではなく、水分は多めに摂って、普段より尿を我慢しないで排尿するようにします。

心因性頻尿：精神的な問題で頻尿になる病気です。ストレスや不安を抱えていると起こってくる頻尿で、尿をしたいという思いにかられる事から起こってきます。不安神経症の症状としても現れてくることがあります。この場合、精神科領域の薬物や抗不安薬が有効です。試験や面接など大切な時に緊張して尿意をもよおして、頻尿になるのは病気ではなく、誰にでも起こる現象で、特に気にする必要はありません。

骨盤内臓器下垂：骨盤内にある直腸や膀胱、子宮の臓器が下がり、膣内に出てくる病気で、尿漏れ、頻尿などの不快な症状が現れます。加齢によりこれらの臓器を支えている骨盤底筋が衰えてくることにより「骨盤臓器脱」が引き起こされてしまうのです。骨盤底筋が緩むと尿道を閉める力が弱まりトイレを我慢できなくなり、頻尿になってしまうことがあります。

糖尿病：糖尿病は血糖を下げる働きをするインスリンの分泌が不足して、血液中の血糖値が高い状態が続く病気で、初期の間は無症状ですが、病気が進行すると喉の乾きに伴って水分摂取が多くなり、昼夜を問わず尿量が増え頻尿になります。糖尿病には適切な治療が必要です。

ここに紹介したように頻尿になる原因は様々であり、病院できちんと診察を受けることが最も大切です。そこで、これらの病気に対してどのような適切な治療法があるのかを見てみましょう。まずそれぞれの病気にあった薬物療法について説明します。

頻尿に対する薬の効果は？

前立腺肥大症治療薬：

(1) α1アドレナリン受容体遮断薬

α1アドレナリン受容体遮断薬は古くから使われている標準治療薬です。タムスロシン塩酸塩(商品名：ハルナールD)、ナフトピジル(商品名：フリバスOD，アビショット)、シロドシン(商品名：ユリーフ)が一般に処方されています。この薬物は肥大した前立腺の平滑筋を弛緩させ、縮小させる作用があり、尿道の圧迫をやわらげて尿の通りを良くします。頻用や切迫感が強い場合には膀胱上皮や神経終末のアドレナリン受容体を特異的に遮断する「アビショット」、「フリバス」が有効とされています。これらの薬物の副作用としてはふらつきや射精障害、鼻づまり、胃部不快感などがありますが、薬物中止により消失します。

(2) PDE5阻害薬

従来の薬物に比べて副作用が比較的少ない薬として認可された薬物にタダラフィル（PDE5阻害薬：ホスホジエステラーゼ阻害薬）があります。タダラフィル（商品名：シアリス）は尿道や前立腺の平滑筋を弛緩させ、下部尿路組織の血流量及び酸素供給量を増やし、前立腺肥大に伴う排尿障害を緩和させるとされています。日本で行われた臨床試験では、前の治療の有無、前立腺肥大の重症度や、年齢に関わらず幅広い患者層に投与可能であり有効であったと報告されています。この薬物は、本来勃起障害に有効として開発され、勃起不全治療薬及び肺動脈性高血圧治療薬として臨床使用されています。

(3) 5α還元酵素阻害剤

特に前立腺が大きい場合に、用いられることがあります。前立腺体積を30％ほど縮小させる効果が期待される薬物です。この薬物は、前立腺を強く肥大させる男性ホルモンであるジヒドロテストステロンの生成を抑制し、肥大した前立腺を縮小させ排尿障害を改善する薬です。この薬物の副作用としては、勃起不全、性欲減退、女性化乳房などがあります。一般的な商品はカプセル剤（アボルブ）で、カプセルの取り扱いに関する注意をしなければなりません。本剤は皮膚からも吸収されるので、女性や子どもはカプセルから漏れた薬剤に触れないようにします。漏れた薬剤に触れた場合は直ちに石鹸と水で洗い流します。

それぞれの薬物は症状に合わせて処方されています。

前立腺肥大症に悩んでいる方々で、症状が改善しない場合、かかりつけの医師と良く相談して、適切な薬に換えてもらう事をお勧めします。新聞の一面で「これで治った、夜間頻尿」などの誇大広告にダマされないことです。

過活動膀胱治療薬：膀胱の異常な収縮を抑え神経因性膀胱や過活動性膀胱などによる尿意切迫感や頻尿を改善する薬です。膀胱平滑筋は副交感神経終末から放出される「アセチルコリン」という物質に反応して収縮します。平滑筋の表面にはこの物質を受け止めて細胞内に情報を伝達して、収縮する機構を働かせる受け皿となる「受容体：ムスカリン受容体」という構造があります。従って、この受容体をブロックして、アセチルコリンが結合しないようにする薬物「抗コリン作用薬」は、アセチルコリンの作用を阻害して、膀胱の異常な収縮を抑えて尿意切迫感や頻尿などの症状を改善します。

一般的に使用されている薬に以下の物があります。

プロピベリン塩酸塩（商品名：バップフォー20mg　1錠／1日1回）

コハク酸ソリフェナシン（商品名：ベシケア錠2.5mg、5mg　1錠／1日1回）
オキシブチニン塩酸塩（商品名：ポラキス錠2mg～3mg　1錠／1日3回）
ネオキシテープ（テープ剤）

数多くのジェネリック医薬品があり、処方された薬物についてどのような薬物なのか薬剤師に聞いてください。

主な副作用は消化器症状で、口が乾く、便秘、吐き気などが現れる事があります。非常にまれですが、麻痺性イレウス（腸が動かなくなってしまう）があり、お腹が張る、著しい便秘、腹痛、吐き気、嘔吐などの症状が続く時はすぐに病院を受診して下さい。

日頃どんなことに注意すれば良いのだろう

⑴利尿作用のある飲み物、コーヒー、お茶、紅茶、ビールなどを飲み過ぎないように注意します。特に就寝前の飲み物は控えるようにしましょう。

⑵ストレスをためない。緊張し過ぎた場合、深呼吸をする、軽い運動をする、ぬるめのお風呂に入るなど、自分なりの緊張のほぐし方を日頃身につけておきましょう。

⑶外出時にトイレの場所を確認しておく。何処にトイレがあるか分からないとよけい尿意が強くなり、不安になります。トイレがない場所に行く時は携帯用のポータブルトイレ

を用意します。

(4)女性の場合、日頃から骨盤底筋を鍛える。骨盤底筋を鍛えると尿道を閉める力が強くなるので尿を我慢する事ができるようになります。

では、どんな訓練法があるのでしょう。

簡単な骨盤筋体操

軽い尿漏れや頻尿がある場合、日頃手軽にできる骨盤底筋を鍛える方法があります。尿道を閉めるというのは自分自身でイメージしてできる事ではありません。女性の場合、外肛門括約筋という肛門と膣の周囲を取り巻くようにしている筋肉群があります。この筋肉は骨格筋であり、自分で動かす事ができる筋肉です。この筋肉群を収縮させることで、尿道を閉める事になるのです。ところが、これらの筋肉群が年齢とともに衰えて、閉める力が弱まり、便失禁、尿失禁の原因となっています。

そこで、先ず簡単な訓練法として、「お尻の穴をギューと閉める、締めたまま10秒ほど我慢してゆっくりとゆるめる」のが外肛門括約筋訓練法です。この方法を10回ほど繰り返します。いつどこでもできる訓練法です。ただし、すぐに効果が出る訳ではありませんが、根気よく続ける事が肝心です。

仰向けに寝て膝を立ててゆっくりと骨盤を上げるようにして、同時にお尻の穴を閉め、10秒ほど我慢して骨盤をおろします。次に、背中は床に付けたまま骨盤を左へ傾けます。ゆっくりと元にもどし、次に右へ傾けます。この体操は寝る前に簡単にできる訓練法です。

正座してお尻を持ち上げるようにして、ゆっくりと正座をくずす、ゆっくりと元に戻す。これを右、左とくりかえす。この時もお尻の穴を閉める感覚で行います。

中腰になり、膝の間にクッションを挟み、ゆっくりとクッションを締め付けながらお尻を後ろに引きます。10回ほど繰り返して下さい。このような訓練を一回3セット行って下さい。

実際に肛門科専門病院で外肛門括約筋の収縮訓練を行った患者さんは、3カ月後には便漏れも尿失禁の症状も改善したのです。次の章でどのような訓練をしたのか紹介します。

第11章

誰にも言えないパンツの汚れ

第11章　誰にも言えないパンツの汚れ

30年前のある午後のことである。学生実習を終え、実験用具と装置を片付けようとしていた所、ある研究室の大学院生が何やらそっと手にくるんだ様子で学生実習室に入ってきた。

「先生、ちょっとこれを見てくれますか？」と言って差し出したのが手のひらに乗った白いマウスでお腹が開いてある。既に死んでいるのだが、まだ、開いた腹部から濡れた様子の腸が見える。

「えっ、どうしたのですか？　確か君は発生医学研究所の大学院生だよね」と尋ねると、

「はい、そうです。ちょっと先生に見てもらってご意見を伺おうと思いまして、このマウスを持って来ました。実は私たちの研究室では血液細胞の発達段階の研究をしているのですが、その中で赤血球の発生段階に必要な遺伝子が産生するある酵素をブロックする免疫抗体を作り、それを生まれて数日目のマウスに与えると、しばらくすると皆死んでしまうのです。赤血球ができなくなるためとは思うのですが、死んだマウスのお腹を見ると、どれも腸が膨れたようになっているのです。これは一体なんだろうと思って先ほど死んだばかりのマウスを持ってきました」

「そうですか、ではこの実験台のトレイに置いて、お腹を開いてみて下さい」

「はい、この腸の部分が膨らんでいるのが見えますすね」

「そっと、腸だけを取り出してみましょう」と、言いながら、人差し指と親指を使いながら、腸を取り出すと、そこには今まで見た事もないようなのっぺりとした腸が出て来たのである。通常実験に使うマウスの腸は大腸と小腸がはっきり分かれていて、それぞれ収縮した部分があり、小腸にはくびれがはっきりと見える。しかし、ここに広げた腸全体は、まるで一本の棒のような形をしているのである。明らかに、腸管の運動麻痺の状態である。

「これは、君、明らかに腸管麻痺、イレウスだよ。腸管内神経麻痺か、腸管平滑筋に異常があるのかも知れないね。ちょうど学生の腸管に対する薬物作用の実習が終わったばかり、実験装置はまだ片付けていないので、その腸で薬物の反応があるかどうか、どんな様子か試してみよう」

「えっ、今ここでできるのですか?」と、怪訝な顔をして尋ねる。日頃細胞の実験研究で、顕微鏡で覗いたり、細胞をすりつぶして化学的な実験をしている大学院生にとっては、実際に切り出した腸の標本が薬物に反応するかの実験には馴染みがないのである。そこで、胃から少し離れた小腸の部分と真ん中の部分、大腸の一部をそれぞれ1cmの長さに切り出して、そのまま、実験槽（適切な電解質とブドウ糖を含み37度に保たれた溶液に十分酸素が吹き込まれている）に吊るして、腸管の動きを記録できるようにした。しばらく、この溶液に浸しておくと、正常な腸管であれば、規則正しい収縮・弛緩運動（蠕動運動）が観察されるのであるが、この切り出した腸管はほとんど動かない。死んでから直ぐに開腹して、摘出された腸管であるので、十分に酸素が組織の中まで行き渡り適切な温度になれば、当然蠕動運動が始まることが期待されたのである。

15分ほど経過すると、胃から少し離れた部位の小腸がかすかに動き始めた。しばらく様子を見ていると、次第に動きの幅は大きくなるが、リズムは不規則である。正常の小腸標本であれば規則正しい収縮・弛緩を繰り返すのである。しかし、この小腸標本は収縮したかと思えば、しばらく弛緩したまま、また動き出すという、不規則な収縮・弛緩運動を示したのである。そこで、長年心臓のリズム発生について研究してきた身にしてみれば、すぐに思いついたのは、心臓のリズム異常、不整脈と類似した現象が起こっているのではないか、と閃いたのである。真ん中あたりの小腸標本も動き出したが、時々収縮するだけで、ほとんどリズムを形成しない。大腸標本は動かない。不思議そうに記録紙に描写される腸管の動きを見ていた大学院生に向かって、

「おお、動き出した。でも、これは心臓に例えれば不整脈、それも『ペースメーカー細胞（規則正しいリズムを発生する細胞）』の異常によく似た状態だ。これまで、腸管が自然に規則正しく収縮・弛緩を繰り返すのには、心臓のペースメーカー細胞みたいな細胞あるいは神経があるのではないかと思われてきたが、はっきりしたことは分かっていない。この腸管

には、そのリズム発生の何かに異常があるのではないか。面白い！　何か新しい発見があるかも知れない。このマウスの腸管にはいわゆる『ペースメーカー細胞あるいは機構』が欠如しているかも知れないのだ」と、意気込むと、大学院学生はあまり興味がなさそうな様子であったが、

「では、どうしたら良いのでしょう？」

「まず、君たちが実験で作成したモノクローナール抗体を投与したマウスの腸管を組織学的に調べてみよう。同時にいろいろと生理学的、薬理学的研究をしてみよう。何か面白いことが分かるはずだ」と、言うと、納得したような様子で、

「はい、先生のおっしゃるように、腸管麻痺マウスを作って提供します」

「そう願えれば幸いだ、後は私の研究グループで実験をやってみよう」、とのやり取りの後、筆者自身と研究生とでこの実験研究に取り組むことになった。

　この偶然の出会いとちょっとした好奇心からの思いつきで、新たな発見にたどり着いたのである。従来胃腸管の自動運動の発生には特殊な平滑筋群がリズム発生の源か、あるいは腸管の中にある神経細胞のネットワークがリズムを発生しているのではないかとの仮説が提唱されていた。しかし、どれが、特殊なリズム発生平滑筋か、あるいは神経細胞群なのか、分からないままであった。その当時からおよそ１００年前にスペインのマドリード

大学医学部解剖学教授のカハール先生が、腸管平滑筋の間にある特殊な細胞があり、それらの細胞を「間質細胞（腸管平滑筋層の間にあり、その機能がはっきりしない細胞群）」として論文に発表していたのである。確かにこの細胞の役割は100年間分からないまま、腸管にはある特殊な細胞があり、「カハール細胞」として教科書にも記載されていた。

実験を始めて間もなく、この「カハール細胞」こそが、腸管のリズム発生に重要な意義を持つ「ペースメーカー細胞」であることを突き止めたのである。心臓のペースメーカー細胞の発見と同定であれば、世間の耳目を引きノーベル賞の候補ともなるかもしれないが、腸管の自動運動の「ペースメーカー細胞」の同定ではあまり評判にはならなかった。しかし、筆者たちが発表した国際医学雑誌（Development）では1991年年間最優秀論文として評価されたのである。それ以来、大学退職後も腸管の動き、排便のメカニズム、大腸肛門機能障害について興味を持ち続けてきた。

超高齢社会を迎え高齢者医療には様々な問題が発生している。中でも社会にあまり認知されていない問題に排便障害、特に「便失禁（便漏れ）」がある。この悩みは著しい生活の質（QOL）低下の原因となっているのだが、極めて個人的な問題として秘められているため、その実態は明らかではない。しかし、このように便失禁に悩む人々は500万人にも上ると言われているが、医療社会、製薬業界も積極的にこの問題に取り組んでいない状況である。

一方、排尿障害、尿漏れについては、かなり社会的な関心があり、頻尿を抑える薬物の開発、尿パットの改良など積極的な取り組みがあり、患者の生活になじんでいる。排便障害の中で、便秘症については緩やかな便秘薬からかなり強い便秘薬があり、その症状に合わせて選択することができる。

しかしながら、便漏れには肛門機能の低下の為、知らないうちにもれる便、便意をもよおしてからトイレにたどり着く前に漏れる切迫性の便漏れ、ガスと便との区別がつかないまま便を排出してしまうなど様々な病態がある。臨床の場では肛門のしまり具合、即ち、静止肛門圧が低下すると便漏れの傾向があることは経験的に知られていた。しかし、これらの病態に対して積極的な薬物治療は存在していない。

排便機能に関する研究は1800年代の後半まで遡ることができる。1877年ゴーワーズは、直腸を伸展させると内肛門括約筋が弛緩して、便が排出されることを観察している。後にこの現象は、1935年になりペニー・ブラウンとロバートソンによって改めて証明されて以来、多くの研究が行われてきた。生理学的に排便機構が明らかになると研究者達の興味はうすれ、消化管生理学的研究の主流は消化管平滑筋の収縮・弛緩の分子生物学的研究へシフトした。1980年に一酸化窒素が平滑筋全般に対して弛緩作用を持っていることが示されてから、再び排便機序における一酸化窒素神経（NO神経）の役割が注目されるようになった。しかし、現在では外科領域での直腸・肛門障害分野での検査方法の改良とその臨床応用などの研究が行われているにすぎず、2017年になり、日本大腸肛門学会によってやっと、「便失禁診療ガイドライン」が発表されたのである。

ここでは、排便の仕組みと便漏れについて解説するとともに、筆者らの臨床経験に基づいて便漏れについての対処法について紹介する。

便漏れを克服するには

排便の仕組み

大腸の終末部の直腸は、骨盤内にあって、その外界への開口部が「肛門」です。直腸のすぐ下で肛門の上部の管状になった所を「肛門管」といい、その上部で便が溜まる時に膨れる部分を直腸膨大部といいます。肛門管の長さは個人差があり、3〜4㎝で、この部位は内側に内肛門括約筋（平滑筋）と外側は肛門挙筋の末端である外肛門括約筋（随意筋）で取り囲まれています。（図9）通常内肛門括約筋と外肛門括約筋は収縮状態にあり、便が排出しないようにある一定圧（静止肛門内圧）で閉められています。

糞便は通常の状態ではS状結腸に溜まっていて直腸は空虚です。大蠕動や糞便自体の重みで便塊が直腸に送られると、直腸壁の伸展と内圧の上昇を粘膜下にある知覚神経終末の圧センサーが感知し、その情報は仙髄にある排便中枢や延髄や大脳にある上位中枢に送られ、便意が起こります。そうすると、反射的に交感神経系の緊張がとれ、副交感神経系（骨盤神経）が興奮して直腸平滑筋の蠕動運動を亢進させ、一方、内肛門括約筋は弛緩し、同時に上位中枢は陰部神経を介して外肛門括約筋の緊張をとり、腹圧をかけることにより便塊を肛門から排出します。（図９）

外肛門括約筋は随意筋（骨格筋）であり、仙髄にある運動神経「陰部神経」の支配を受け、常にある程度の収縮状態に保たれていますが、意識的に強く収縮させることができます。これまで、一般的にはこのような図式で排便機構は理解されてきましたが、詳細な神経支配の役割、ペースメーカー細胞の役割、内肛門括約筋の薬物に対する反応などについては不明な点が多いのが現状です。

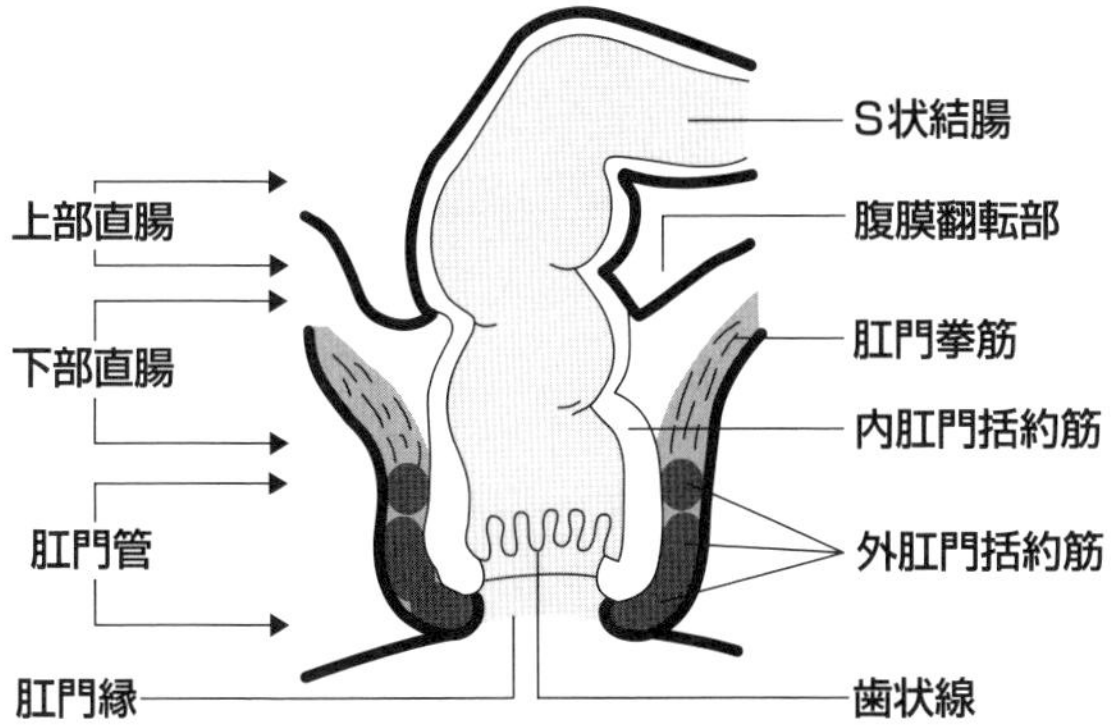

図９　肛門解剖図（内肛門括約筋と外肛門括約筋）

便失禁と静止肛門内圧との関係

先に述べたように臨床の現場では静止肛門内圧が低下しているほど、便失禁の頻度が高くなることが知られていました。しかし、静止肛門内圧と便失禁との関係について詳しい調査は行われていませんでした。そこで、直腸・肛門専門病院（高野病院：熊本市）で、様々な直腸・肛門機能障害を訴えて受診した患者さん７１７例について、静止肛門内圧を特殊な測定装置を用いて測定し、問診による便漏れの状況を調査しました。その結果、静止肛門内圧が１２０㎜Hg以下に低下している患者さんでは便失禁の程度、その頻度が多くなる事が認められました。（図10）特に、70歳以上の女性では静止肛門内圧が低くなる傾向があり、同時に便漏れの頻度も多くなっていることが見えてきま

肛門管最大静止圧（MRP）と便失禁の関連性

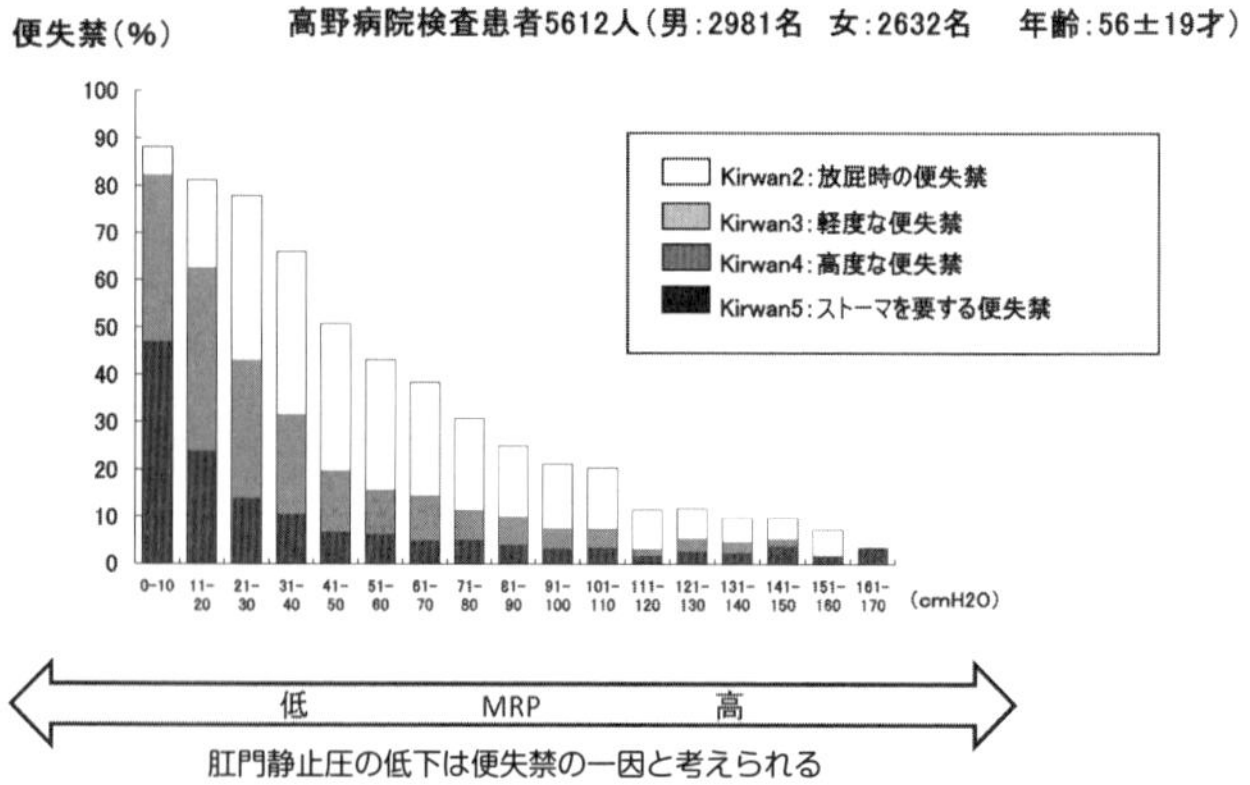

出典：大腸肛門病センター高野病院

図10

した。この傾向は尿失禁とも関係があり、便失禁と相まって患者さんの負担となっています。静止肛門圧の約80％は内肛門括約筋の緊張により発生しているとされているので、内肛門括約筋の筋緊張の低下が、便失禁と大きく関与していると思われます。残念なことに、現在内肛門括約筋の緊張を高める薬物は開発されていません。肛門内圧を高めて、便失禁を克服するには内肛門括約筋に対する薬物の臨床的応用が望まれるのですが、現在、後に説明する外肛門筋訓練法があり、効果が期待されます。

便漏れの実態とその原因

便漏れには肛門機能の低下のため、知らないうちに漏れる便、便意をもよおしてからトイレまでたどり着く前に漏れる切迫性の便漏れ、ガスと便との区別がつかないまま便を排出してしまうなどさまざまな病態があります。特に高齢者では肛門のしまり具合即ち静止肛門圧が低下すると便漏れの症状が出てくる傾向があります。

このような症状を起こす原因としては、次に挙げる項目があります。

①**直腸、肛門の疾患**：痔など肛門の疾患、高齢の女性に見られる直腸脱、分娩の経験などが肛門括約筋の機能低下を起こします。

②**排便にかかわる神経（末梢神経、中枢神経）の異常**：骨盤内の手術、直腸肛門の疾患や手

術などで神経に障害が起こる場合、中枢神経系の障害（脳硬塞など）や認知症があります。

③**老化に伴う肛門括約筋の緊張低下**：特に外肛門括約筋は運動神経に支配されている骨格筋と同じ横紋筋であり、老化に伴う萎縮による筋力低下が起こり、肛門の締まりが弱くなっています。（図9）

④**大きい糞便の直腸への停滞**：便秘などで大きな糞塊が直腸にたまり、粘液や軟便が便塊の回りを通って漏れ出てくる場合があります。

⑤**下剤の乱用**：通常使用されている下剤でも高齢者では失禁の原因となるところがあります。

⑥**大腸の病気**：過敏性大腸症候群やクローン病などの大腸の病気で下痢気味となり、失禁することがあります。

このように様々な原因がありますが、便失禁の症状により次に挙げるような病態に分けられています。

①**切迫性便失禁**：切迫性便失禁とは急に便意をもよおして我慢ができずに漏らしてしまう状態で、下痢があります。下痢の原因は様々で、細菌性の下痢、ウイルス性の下痢、特に嘔吐・下痢症の場合水様便となり、我慢できなくなり突然の失禁となります。また、骨盤底筋が傷ついていて、肛門がうまく閉まらない場合にも便が漏れやすくなっています。

②溢流性便失禁：溢流性便失禁（いつりゅうせいべんしっきん）とは、便秘が長く続いて直腸に塊となって肛門部に溜まってしまい、その周りから上部まで降りてきた便が漏れ出てくる状態です。便秘薬を使い過ぎた場合に起こりやすい症状です。特に高齢者に見られる便秘の場合、使い慣れた便秘薬で下痢状の便となって漏れることがあり、注意が必要です。

一方、肛門周囲あるいは直腸などの神経が障害を受けているような時に便が直腸に溜まってきている事が分からず（便意を感じない）、そのまま便が出てしまうことがあります。痔の治療を受けずにそのまま放置していると、神経をも障害して便意が分からなくなります。さらに、痔瘻といって直腸と肛門の間に穴ができて、そこから便が漏れ出てくることがあります。

③機能性便失禁：機能性便失禁とは排便する事ができなくなる状態で、排便運動機能の低下や、排便動作ができない人たち、認知症の患者さんなど判断力の低下によって起こってくる失禁です。認知症の患者さんの場合、失禁というよりは、トイレで排便するという認識に欠けていて、便意をもよおすとそこで排便するので、厳密な意味での失禁ではありません。女性の場合、初産時に肛門括約筋が傷ついている事があり、高齢になると肛門を閉める機能が衰えて失禁になりやすいのです。このような人たちには外肛門括約

筋を鍛える訓練法により便失禁を改善することができます。

これまで、便失禁には様々な原因があることを説明してきましたが、では、どのようにしてその原因を調べることができるのでしょうか？ 便漏れは社会的にも心理的にも「不潔」「忌み嫌うもの」という意識の基に隠されてきました。そのため、便漏れに悩む人たちは病院の受診をためらいがちになっていました。その対策には便漏れに悩む人々の便漏れの程度の自覚と理解、医療関係者との協力、これらの病態に対して積極的な取り組みが必要になってきます。そこで、まず、どのような検査方法で正しい診断がつけられるのか紹介しておきましょう。現在、これらの検査は外科の直腸・肛門専門病院で行われていて、排便機能障害分野の検査方法の改良がすすみ、特に苦痛を伴う検査ではありません。的確な診断がつけられることにより、その病態にあった治療方法が選択されるのです。

便失禁の原因を調べる検査とは？

①直腸指診：大腸・肛門科での一般的な診察方法で、患者さんは横向きに寝てもらって大腿を曲げて肛門部を露出し、医師が指を肛門に入れて病気の有無や、局所の痛み、括約筋の強さを判断します。検査には羞恥心が伴いますが、深呼吸してなるべくリラックス

するよう心がけてください。

②**肛門内圧検査**：この検査は直腸指診と同じ体位をとり、圧力を測定できるセンサーが取り付けられた直径5㎜ほどの棒状の器具(プローブ)を肛門に挿入し、肛門周囲の括約筋(内・外肛門括約筋)の働きを測定します。肛門内圧が低い高齢者では失禁の原因となります。(図11)

③**直腸造影**：直腸の中に少量の造影剤を入れて実際の漏れの様子や排便時の直腸・肛門の動きを調べます。正常の人では何もせずに座っている時には肛門は閉じていますが、便失禁の患者さんでは肛門が開いていることがあります。

④**超音波検査**：肛門の中に超音波検査用のプローブを挿入して括約筋の状態を調べます。この検査で外肛門括約筋の損傷やその程度を知ることができます。

⑤**神経伝導検査**：かなり特殊な検査方法で仙骨神経の刺激が肛門周囲の筋肉に伝達されるか調べる検査方法です。この検査で陰部神経の損傷を調べます。

便もれの治療

薬で治す軽い便失禁：肛門括約筋の働きが低下していたり、直腸の感覚が鈍くなっていて、軟便や下痢気味の軽い便失禁では、薬物によって便の性状を変えて、失禁を改善することができます。このような初期の治療には「ポリカルボフィルカルシウム」を1日の量1.5～3gを3回に分けて食後に水分とともに服用します。この薬物は小腸や大腸で吸水して膨らみ、まとまった便の性状に変え下痢状態あるいは漏出性便失禁を改善する作用を持っています。このためすっきりと排便でき肛門や直腸に便が残らず病状の改善が期待されます。一方、下痢を治す薬として「ロペラミド」があります。この薬物は腸の粘膜の刺激を緩和し、腸管運動を抑制し、水分の吸収を促進し、下痢の頻度を抑える作用があります。ロペラミド塩酸塩（1㎎）錠剤として、1日1～2錠服用します。

外肛門括約筋を訓練する方法

バイオフィードバック療法：自分の肛門の閉まり具合を機器で確認しながら、訓練する方法でその具体的な例を示します。この訓練の目的は肛門の動きをモニターに表し、視覚により脳へその情報をフィードバックし、随意筋である外肛門括約筋を収縮させ、肛門の動きをコントロールすることにあります。

直径5㎜のイリジウム製の棒型状表面電極を肛門の最大随意圧測定部位に固定し、外肛門括約筋複合筋電図（CEMG）を記録します。外肛門括約筋は自分の意思で収縮・弛緩ができる筋肉で、筋肉が活動するときに、電気信号（筋電図）を発生します。この電気信号を肛門に挿入した電極でキャッチして、筋電図としてモニターに表示します。この筋電図をより見やすくするために、アナログ量（筋電位積分値）に変換します。（図11）患者さんに30秒間最大に随意的に締めてもらい、静止時と最大収縮時のCEMGの筋電位積分値を測定します。この訓練では、肛門のみを軽く10秒間締め、10秒間休むという動きを繰り返し行います。1回の訓練時間は30分程度で、モニターを見て肛門の締め方を認識し、自宅でも筋力トレーニングとして毎日20分から30分自主練習します。この訓練を行って便失禁が改善した患者さんの例を示します。（図12）この患者さんでは訓練前には肛門を締める力が弱く、静止肛門内圧は正常値よりも低く、時々便失禁に悩ん

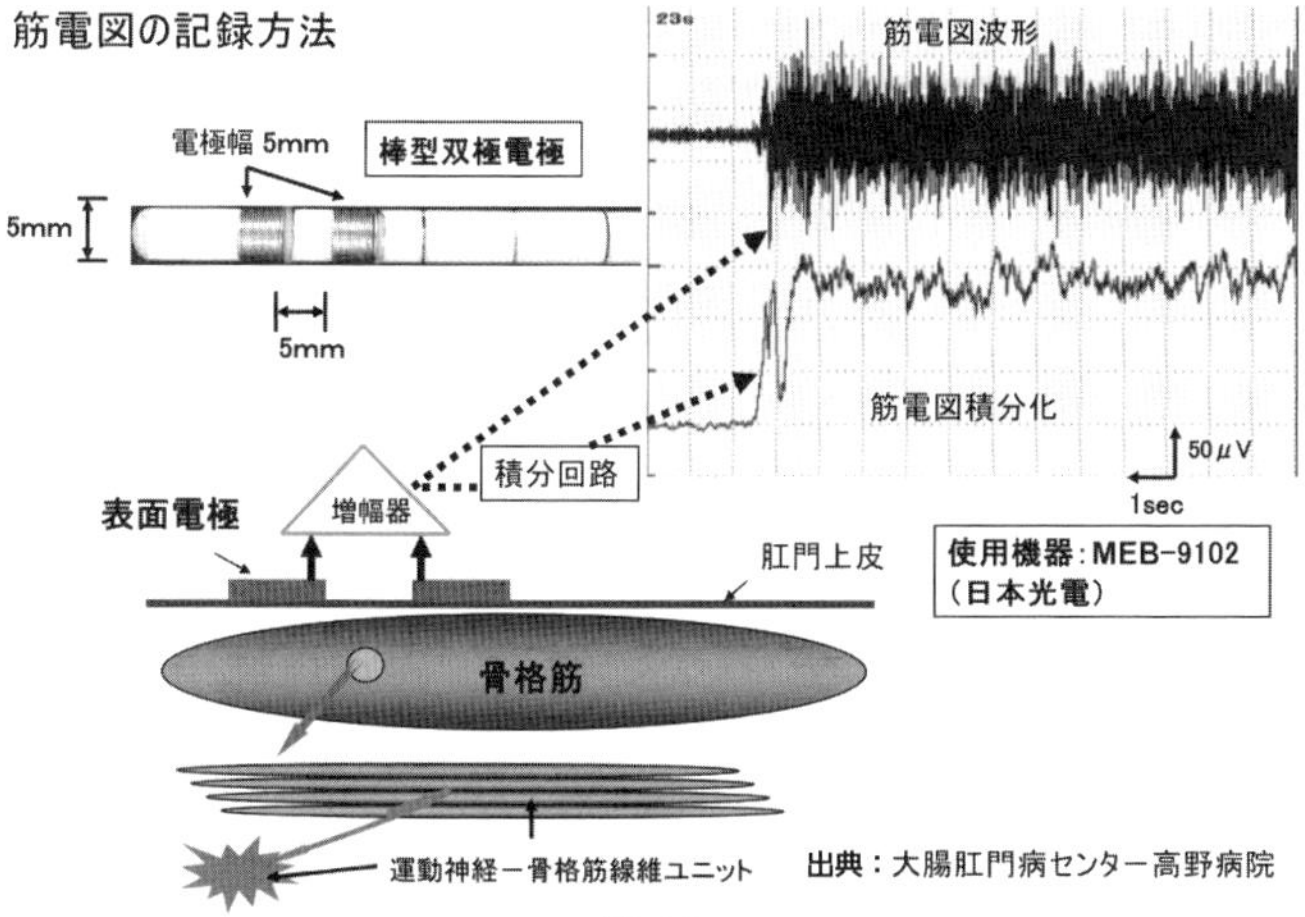

図11

でいました。訓練前には肛門を締めるように指示すると、締めようとする力が短時間しか続かず次第に減衰していきます。しかし、この訓練を3カ月受けた後では、肛門を締める時間が延長しています。便失禁は改善し、静止肛門内圧も上昇しました。

このような訓練を3カ月以上継続して行うと21名中15名(71・4%)便失禁の症状の改善が認められています(バイオフィードバック学会誌2006年掲載論文　高野病院検査課 山下氏他)

理学療法(体操):肛門の周囲の筋肉を締める運動をします。基本的には、尿失禁を改善する方法として、第九章で説明した「お尻の穴をギュッと締める、そのまま我慢して10秒締めて、ゆっくり戻す」方法と同じで

BF訓練により持続力が上昇した症例

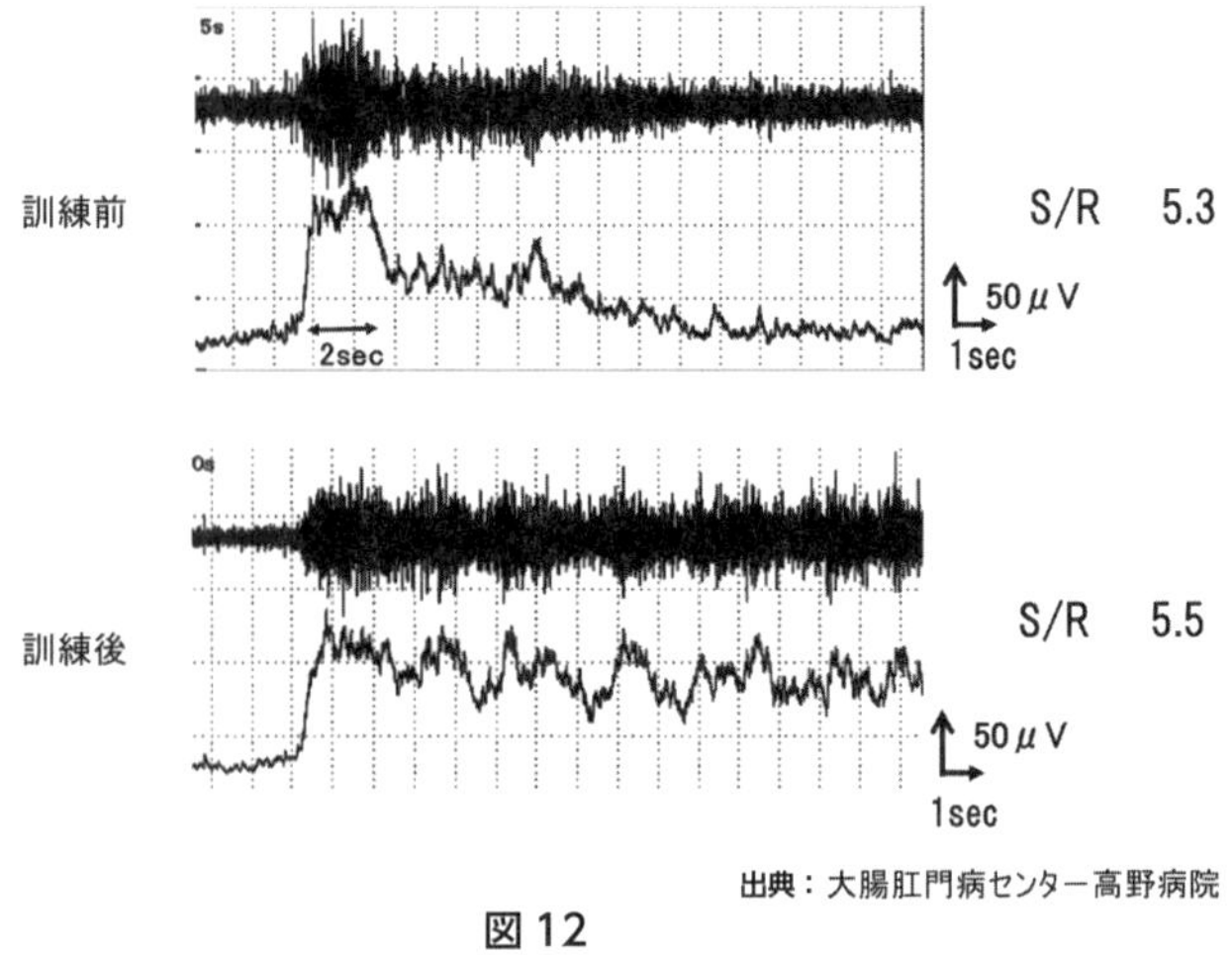

出典：大腸肛門病センター高野病院

図12

す。いつでもどこでもできる訓練法です。前にも説明したように、外肛門括約筋は自分の意志で動かすことができる「骨格筋」です。この筋肉はトレーニングで発達するのです。いわゆる「筋トレ」で腹筋が段状に締まるように、訓練すればするほど見事になるのを見たことがあると思います。あれは、若い人たちだからできるのだと、あきらめてはいけません。実際にアメリカで、80歳代の健康な女性に「筋トレを行ったところ、見事に筋肉がついたという報告があります。つまり、例え高齢者であっても、骨格筋（外肛門括約筋）は、トレーニングによって鍛えられるのです。ただし、短期間で効果が現れるものではありません。根気よく訓練する事です。ところが、高齢者の場合、筋肉を使わないとすぐに萎縮してしまうのです。例えば、ちょっとした病気で1週間寝込むと、すぐに筋肉の衰えが始まり、元に復帰するまで1カ月かかるとさえ言われています。そのため、最近では手術の後2日もすれば、起きて歩く訓練が始まるのです。

仙骨神経刺激療法：平成26年から保険で認められた新しい治療法です。埋め込み型の装置を用いて仙骨神経を刺激して、便漏れ・尿失禁の症状を改善することが期待されています。ただし、全ての人に効果があるとは限りませんので、予め確認してから治療を開始します。ある一定の講習を受けた専門の医師が所属する専門病院で行われています。仙骨神経は背骨の一番下にある三角形をした骨で、骨盤の後ろ側にあります。この骨を仙骨といい、その内側、骨盤内臓側に開いた穴から出てくる神経が、仙骨神経で、その一部が肛門、膀胱、性器、直腸に伸びていて、これらの臓器の運動や感覚をコントロールしています。そこで、この神経の束を刺激することにより、便失禁や尿失禁の改善を図ろうとして開発された治療法です。

まず、手術によって、仙骨神経の近くに刺激のための電極を埋め込みます。その後、体外式の刺激装置を用いて、仙骨神経に軽い電流を流して刺激し続けます。定期的に病院に通院し、刺激の効果があるかどうかを確かめます。その間、便失禁・尿失禁の回数や頻度を記録し、改善が認められた場合のみに、次の段階の手術により、体内型の刺激装置を埋め込みます。保険適用の治療とはいえ、かなり高額の治療費となりますが、必ずしも便失禁が改善するか明確には分かっていません。専門病院の医師とよく相談する事をお勧めします。

日常生活で注意すること

定期的な排便の習慣をつける：高齢になるとどうしても運動不足になりがちで、それだけに腸への外部からの刺激が弱くなり、腸管の蠕動運動も強さと頻度が減少する傾向になります。そのため、便秘がちになり、便塊が肛門周囲に留まったままになり、肛門・直腸部に「栓」をしたような状態となります。次に消化されて降りて来た便の一部がその「栓」の横をすり抜けて出てしまい知らないうちに漏れてくる「漏出性便失禁」となるのです。そこで、便秘を防ぐために「便秘薬」に頼る事になります。しかし、その前に日常的に排便の習慣をつけることにより便秘の改善を試みましょう。

　私たちの身体には自分ではコントロールできない自律神経系の働きがあり、腸管の場合、朝空腹時には、大腸が盛んに動き、ぐるぐるという音さえ聞こえるようになります。これを「飢餓収縮」といいます。そこで朝食を摂り胃の中に食物が入り、胃袋が引き延ばされるとその情報が中枢神経系に伝えられ、排便を促す情報が下され、排便行動が起こります。これを「胃・直腸反射」といって自然に備わった自律神経系の働きです。この働きを十分に利用するために、朝食の後しばらくして、必ずトイレに行き、排便をする習慣をつける事です。例え便が出ないにしても、排尿の後に、あるいはちょっと前に副交感神経が活動し始めて、腸管を動かし始めることが期待されるのです。しばらく、我慢してトイレに座る事です。この習慣を日常的に続けることで便秘の改善が期待されます。どうしても、便秘が解消されず便漏れが起こる場合には、かかりつけ医師に相談して適切な『便秘薬』を処方してもらいます。そこで問題なのは、便秘薬に便り過ぎない事です。

便秘薬に頼りすぎないこと：便秘薬には緩やかに効く薬で、便から水分の吸収を抑えて、便を柔らかくするものと、腸管に刺激を与えて腸の動きを活発にして便を排出する「刺激性便秘薬」があり、それぞれ便秘の状態に応じて処方されます。処方された薬で便秘解消につながりますが、常用していると次第に効果が薄れ、自分で量を増やしたりする事になり、急に軟便あるいは水分まじりの便となって、便漏れとなってしまいます。特に外出中に知らない間に漏れている事があります。

刺激性の食物や嗜好品を控えること：基本的には「下痢になりやすい食べ方を控える」ことになります。それには、過剰な飲酒を控える、腸管の運動を刺激するカフェイン飲料を控える、動物性の脂肪や肉を控えること、天ぷらなどの揚げ物を控える、果物（特にミカン類で線維が多いもの）を控える、過食にならないこと、などにつきます。食生活の見直しが必要になってきます。

第12章

今はもう「あれもだめ！」

第12章　今はもう「あれもだめ!」

今は亡きヘンリー・フォンダが晩年、キャサリーン・ヘプバーンと共演した映画に「黄昏」というのがある。ヘンリー・フォンダが演じる退職した老教授と妻ヘプバーンが湖畔の別荘でひと夏を過ごし、しっくりいってなかった娘と、孫を通じて再び心が通じる間柄になるという心温まる物語だ。

夏も終わり、別荘を去ろうとするシーン。老教授が重い陶器を持ち上げた時、突然狭心症の発作に襲われる。「あなたどうしたの、薬はどこ?」と尋ねる妻。「知らない。君がしまったはずだ」「どのスーツケースだったかしら」と言って車にかけより、薬をもってくる。「さぁ、薬よ、これを舌の下に入れて」「えっ、一体なんの薬なんだい?」「ニトログリセリンよ」。苦しみながらも、「私を爆発させようって気かい」と冗談をいう老教授。

さて、このニトログリセリンは老教授が言うように、ノーベル博士によって発明された爆薬だが、狭心症発作の特効薬でもある。この薬は、舌の下に入れるとたちまち吸収されて、心臓の血管を開き、心臓発作をおさめてくれる。1分以内にその効果が現れる。この薬がなぜ効くのか、長年分からなかったのだが、1980年代にその仕組みが明らかになったのである。ニトログリセリンの分子の中の窒素分子が血管を拡張させ、心臓の血管の血流を増し、狭心症の症状を改善するのである。これには「一酸化窒素」という分子が、血管平滑筋の弛緩（拡張）に重要な役割を演じていることが発見され、後に、1998年度の医学・生理学賞が発見者ムラド、ファーチゴッド、イグナロ博士たちに授与された。これらの発見からニトログリセリンに勝るような心臓の薬の開発が始まった。

その中で、本来は心臓の血管を開く目的で開発された薬なのに、心臓とは全くかけ離れた所の血管も開く薬が見つかったのである。これが、世界で評判になっている男性のためのクスリとして1998年アメリカで承認されて発売された「シルデナフィル（商品名：バイアグラ）」である。このクスリは「男性自身」の血管に特に強い作用を持っていて、その血管を開き、血液を充満させ十分に堅くすることができるというのだ。そこで、「男性自身」の「勃起不全：ED」に悩む多くの男性の朗報となった。糖尿病や動脈硬化症などで血管が開きにくくなっている人や、神経のマヒや自律神経の不調、精神的な原因でそこの血管に「開け」という命令が届かないような人には、この「クスリ」が助けになる。

一方、加齢とともに男性ホルモンである「テストステロン」の分泌が低下すると、「ED」になりやすく、約600万人の潜在患者がいるとされている。特にこの症状は加齢による男性ホルモン低下による様々な症状の中でも際立った症状で（男子更年期障害）、その治療の一環としてこの「クスリ」が用いられている。この「クスリ」が発売されてから様々な悲喜劇が展開されていると聞く。爆発的な売れ行きで、それだけ、人知れず悩んでいた人が多いことを物語っている。
ここでは、あまり聞きなれない「男性更年期障害」ついて解説することとする。

男子更年期障害とは？

更年期障害とは女性特有の症状として捉えられていたが、近年では男性にも生じることが知られ社会に認知されるようになった。とはいえ、症状が現れているのに自覚していない男性も多い。基本的には男性ホルモンである「テストステロン」が加齢と共に減少して引き起こされる症状である。医学的には「加齢男性性腺機能低下症候群（ＬＯＨ症候群）」と呼ばれている。男性更年期障害の症状は様々であるが、大きく性機能関連症状、身体症状と精神症状とに分けられる。

典型的な症状は？

(1) 性機能関連症状は、性欲の減退、朝立ち（朝方、自覚にしないのにも関わらず勃起する現象）の消失、勃起障害・あるいは不全（ＥＤ）、といった男性機能の低下であり、これらの症状は加齢と共に増加する。これらはかなりはっきりとした症状として現れる。中でもＥＤについては日本人の有病率は世界的にも高いというデータがあり、現代の複雑な社会環境が中高年の男性にとってストレスとなっていることも一因ではないかと思われる。

(2) 身体症状は女性の場合と同じように、全身倦怠感、多汗、ほてり、筋肉や関節の痛み、頭痛、めまい、耳鳴りなどのあまりはっきりしない症状など、多岐にわたっている場合が多く、他の病気と間違われることもある。

(3) 精神症状としては、不眠、無気力、イライラ感、脱力感、性欲減退感、集中力低下、記憶力の低下など、うつ症状が現れることがあり、うつ病と間違われることがある。さらに、男性ホルモンの減少により代謝面でも障害が起こり、メタボリックシンドローム、心筋梗塞などの生活習慣病に関連する病気のリスクが高まるとされている。このように症状は多岐にわたっているが、人によって現れ方は様々である。問題なのは、ある症状が別の症状を助長したり、本来の原因

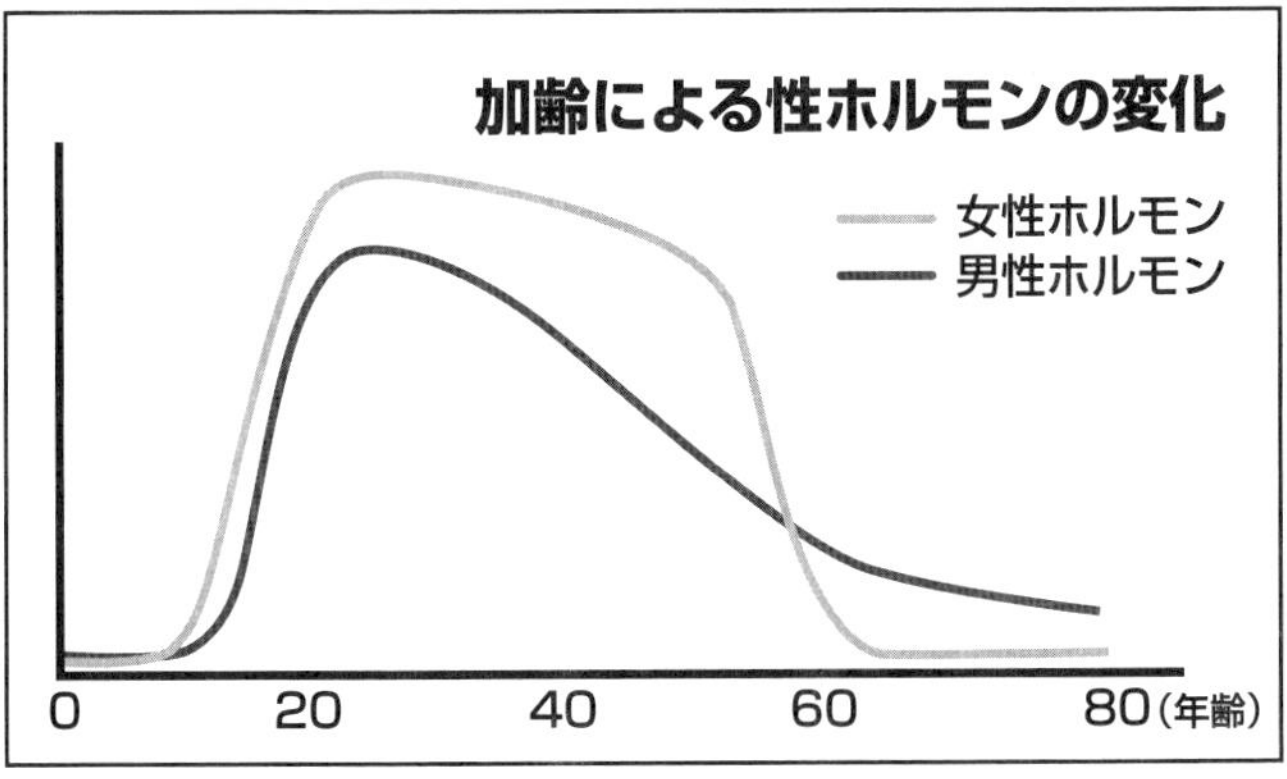

図13　ホルモン分泌の年齢変化

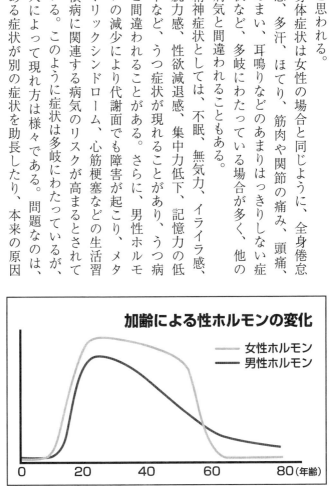

であるテストステロンの低下を進行させることである。

一般に、テストステロンの分泌は10代前半から急激に増加し、男性らしい体格と容貌を作りだし、20歳頃をピークに、その後なだらかカーブを描いて減少していく。（図13）テストステロンは大脳の視床下部という場所からの指令で精巣で作られるが、何らかの原因で、特に心理的ストレスによりテストステロン産生が減少することがある。50～60歳代に発症する人たちが最も多いのは、加齢による減少に加えて、職場でも家庭でも心理的なストレスが多い時期だとも思われる。一方、70～80歳代でもこの症状が現れ、老年期うつ病あるいは初期認知症との鑑別が難しいことがある。女性の場合、閉経後に女性ホルモンが急激に減少し（図13）、それが様々な症状となって現れ、中年期以降の女性の多くが更年期障害として苦しむことがある。しかし、男性では女性と異なり、男性ホルモンの加齢による低下は緩やかであり、特に個人差が大きい。あの「愛と青春の旅だち」や「プリティー・ウーマン」で颯爽と登場したリチャード・ギアは62歳で立派な子どもをもうけたのである。

ＥＤの背後にある病気に注意！

日本ではアメリカやヨーロッパなどの夫婦と異なりＥＤが離婚の理由となる例は少な

く、「もうそろそろ年だから」とお互いに求め合う事もなく放置しているのも現状である。しかし、加齢による性機能の衰えだけでなくＥＤの症状を起こす何らかの病気が潜んでいる場合があるのだ。ＥＤの根本の原因は、陰茎の動脈に十分な血液が流れないことであるので、全身の血管にも問題があることが予測される。狭心症や心筋梗塞などの心血管病と関連していることも考えられ、実際、狭心症や心筋梗塞、脳梗塞を患った男性患者の内約70％が、およそ3年前にＥＤを自覚していたとの報告がある。

特に中高年に見られるメタボリック・シンドロームは動脈硬化を加速させる危険因子である。したがって陰茎動脈にも硬化が起こり、十分な血液が流れないこともＥＤを引き起こす原因となる。さらに、糖尿病は動脈硬化を起こすばかりでなく、末梢神経にも障害を起こし、ＥＤの原因となる。このように男性更年期におけるＥＤは、動脈硬化が原因の一つとなっており、ＥＤ発症の背景にある病気にも注意を向ける必要がある。

どんな治療法があるのだろう？

テストステロン補充療法：基本的にはテストステロンの減少が、その病態の背景なので、症状から見えてくる「うつ病」と区別するために、血液検査で、「総テストステロン」と「遊離テストステロン」を測定する。その結果、基準値より低く、さらに、精神症状についても詳細に診察した上で、男子更年期障害と診断し、治療の一環として、男性ホルモン補充療法を行う事になる。しかし、もし前立腺がんや前立腺肥大が隠れているとがんの増悪を誘発することがあり、血液検査で前立腺がんの指標であるPSAを調べてスクリーニングが行われている。この男性ホルモン補充療法は、症状が重い人が対象となるが、必ずしも効果が望まれるとは限らない。

現在わが国で医学用として正式に承認されているのは、「**エナルポンデポー**」の注射があり、2~3週間に一度投与されている。しかし、テストステロン補充療法は保険適用がない。他に、承認されている薬物に市販薬（ぬりくすり）「**グローミン**」がある。漢方薬で良く使われるのは、テストステロンを増やす効果があるとされる「**補中益気湯**」がある。

ここで問題となるのは、ネット通販では海外からの「ステロイド・ホルモン」関連の情報が溢れんばかりにあり、特にスポーツ選手の筋肉増強に密かに使用されていることである。世界的にドーピング問題として深刻な陰を投げかけているのだ。一方、スポーツ選手にかぎらず中高年男性も体力維持やED改善目的で使用されている例があり、特に海外からの輸入品には大量のステロイド・ホルモンが含まれており、様々な副作用を生じる危険があるので注意が必要である。実際に筆者は外来診察で、そのような被害にあった患者さんに遭遇したことがある。65歳で大手商社で定年を迎え、体力維持のためにジムに通っていた時に知り合った仲間より、筋力トレーニングに効果があると勧められてネットから購入した「ステロイド・ホルモン」を用いるようになった。確かに、それまであまり感じたこともなかった性欲も感じるようになり、気分も上向いて来たらしい。しばらく筋肉トレーニングを続けながら手に入れた「ホルモン剤」を使用していたところ、気分の動揺があり、何となく落ち着かず、イライラ感はつのり、不眠に悩まされるようになった。ある時、胸の痛みと動悸を感じて受診することになったのである。検査の結果、心蔵肥大、心筋虚血の兆候、肝臓機能障害が認められたのである。結局、肝臓機能障害が何によって起こってきたかを詳しく聞くことにより、ネットで購入した「ステロイド」の服用が原因であることが分かったのである。また、笑えない悲しいエピソードもある。

「日本の高齢ビリヤード・チャンピオン井上淳介は、1998年メチルテストステロンをベッド・ルームで彼の妻を満足させる為に採ったことが分かり、日本ビリヤード協会はすぐに彼をアジア競技チーム・メンバーから降ろして、競技に参加させなかった。テストステロンはビリヤード・ルームでも何の役にも立たないし、それに数カ月も待てば、バイアグラが登場して勃起不能者のセックス・ライフを劇的に変えることになるはずであった」（Run,Swim,Throw,Cheat, 2012 Cris Cooker）」

日常生活改善：男性更年期障害の改善には、日常生活の改善が必要である。まず、欠かせないのが適度な運動で、筋肉を使うことで、テストステロンが増え、ストレス解消につながる。1日30分のスロージョギングや他人と競い合うスポーツも効果的である。バランスの取れた食生活も欠かせない。中でも、良質のたんぱく質(肉、魚、卵、牛乳、豆)は、筋肉を作るのに必要な食べ物であり、日常の食事に積極的に取り入れるべきである。

一方日常生活の中でやりがいのなさ、定年後の喪失感や社会からの疎外感などが様々な症状の根本となっている場合もあり、やりがい、充実感を感じられるようなライフスタイルに工夫を取り入れることが重要である。ボランティアとして活動をする、趣味を持つ、サークル活動に積極的に参加するなどして、自信と自分自身の存在意義を取り戻すことが求められる。

ED治療薬：男子更年期障害の症状としての抑うつ気分、EDとテストステロンとは互いに影響しあう。そのためED治療薬として開発されて来た「バイアグラ」を代表とするPDE5阻害薬（ホスホジエステラーゼ阻害薬）の服用は、EDへの効果を発揮するにとどまらず、結果として「抑うつ気分」が緩和され、「男性ホルモンが増加する」という現象を起こす事がある。もとより、PDE5阻害薬が抗うつ薬に相当するような作用を持つ訳でもないし、また、男性ホルモンを増す作用を持つ訳でもない。しかし、男性機能が発揮できないという状態がＰＤＥ５阻害薬で改善される事により、気分的にうつ気分から解放され、抑うつ気分のせいで低下していた男性ホルモンが回復に向うと思われている。まさにこのサイクルが男性更年期障害の改善に有効とされているのだ。ただし、ＥＤ治療薬を使用するにあたっては、パートナーの十分な理解と協力が必要である。

では、どのようなＥＤ治療薬があるのだろう。現在臨床的に承認されている薬物について解説する。ここでは、まず、ＰＤＥ５阻害薬の作用について簡単に説明する。性的興奮の刺激により陰茎の血管平滑筋が弛緩して海綿体に血液が流入し、充血して勃起が起こる。通常の状態では血管を弛緩させる物質（一酸化窒素）は放出されていない。一方、性的刺激により放出された弛緩物質は、ある特殊な酵素（ホスホジエステラーゼ：ＰＤＥ）により分解される。そこで、この酵素の働きを抑えることで、陰茎の充血を持続させる作用を発揮するのがＰＤＥ５阻害薬、すなわちＥＤ治療薬である。しかし、時々誤解されているが、ＥＤ治療薬は性的刺激を強めたり、神経系を興奮させる物ではなく、血管平滑筋にのみ直接作用するのだ。現在承認されている治療薬は、商品名「バイアグラ」、「レビトラ」、「シアリス」の３種類であり、それぞれ作用強度、作用時間に差がある。

バイアグラ（シデナフィルクエン酸塩）：最初に述べたようにこの薬は、心臓の血管を拡張させ狭心症の治療に用いるために開発されてきたもので、臨床試験の途中で偶然にもＥＤに対する効果が見つかったのである。ＥＤ治療薬として世界で初めてファイザー株式会社より製品化され、世界的に販売された。その後、特許期限がきれて、現在ジェネリック医薬品として正規に採用されている（トーワ、キッセイ）。わが国では正規錠剤は25㎎と50㎎である。作用時間は5時間程度であり、服用時の食事内容に影響される。性行為1時間前に服用する。空腹であれば約30分で効果が現れる。副作用としては血管拡張により顔のほてり、目の充血、頭痛、鼻づまり、まぶしさなどがあり、約90％以上に現れる。特に注意しなければならないのは、元々心臓病があり、ニトログリセリンなどの狭心症治療薬を使っている人には　禁忌であり、実際にバイアグラ服用により低血圧ショックに陥り死亡した例が報告されている。

レビトラ（バルデナフィル塩酸塩水和物）：バイアグラに続いてバイエル薬品株式会社で開発された薬物で、5㎎と10㎎と20㎎の錠剤がある。水に溶けやすい性質上、速効性がある。性行為1時間前に服用。持続時間は10㎎錠で5時間程度とされている。バイアグラと同様食事に影響されやすいとされており、食後2時間頃の服用が勧められている。副作用は、バイアグラと同様、顔のほてり、目の充血、頭痛、動悸、鼻づまりなどがあり、約

90％以上の人に現れる。バイアグラと同様、狭心症治療薬を服用している人には禁忌とされている。さらに、低血圧（90㎜Hg）の人には用いられない。更に低血圧となり、ショック状態となる危険がある。

シアリス（タダラフィル）：日本新薬株式会社で開発された薬物で、5㎎と10㎎と20㎎の錠剤がある。バイアグラやレビトラに比べてマイルドな効果で長時間作用型であり、20㎎錠で30〜36時間効果があるとされている。このため、ＥＤ治療薬としてではなく、肺高血圧症や前立腺肥大症の治療薬として適用されている。

ここに掲げた3種類のＥＤ治療薬の効果には個人差が多く、約20％の人には効果が期待できないことがある。現在これらの薬物は適切な医療機関（主に泌尿器科、専門クリニック）で処方されるが、保険の適用はない。問題は、ネット販売で容易に手に入ることであり、不適切な使用、特に外国からの偽物には危険な不純物が混じっていたりして思わぬ副作用を招くことがある。必ず正規の医療機関で診断を受けて処方してもらい適切な使用をすることである。

パートナーとの良好な間系を求めて

男性では加齢と共に性ホルモンの産生は減少し、それに伴って性欲の減退が起こるのは自然の成り行きではあり、それ自体を受け入れることも必要であろう。必ずしも男性喪失がパートナーとの関係を損なうものではない。動物では生殖機能消失と共に死を迎えるのであるが、ヒトの場合、生殖機能（女性では排卵、男性では精子産生）減退あるいは消失となっても、なお、互いに求め合うのが自然の姿である。しかし、ここで「互いに求め合う」のは性的行動だけではない。重要なのは、心のふれあいと同時にコミュニケーションの手段としての「体の触れ合い」である。ここでは、パートナーとの良好な関係を求める上で知っておきたい触れ合いについて考えてみよう。

パートナーとのコミュニケーションに欠かせない「触れ合い」

私たちは人とのコミュニケーションに様々な手段を用いています。もっとも便利な手段は、言葉でのコミュニケーションでしょう。これこそ私たちヒトに授かった天からの贈り物なのですから。しかし、言葉以外にも私たちの感情を伝える手段として大きな役割を果たしているものの中に、「触れ合い」があります。これは文字通りの体の接触ばかりではなく「心」の触れ合いも意味しています。人と人との交流が疎遠になったといわれる現代社会にあって、「触れ合い」の持つ意義について考えてみましょう。

最初の「触れ合い」の感覚はお母さんの胎内でうまれる

私たちは生を授かってすぐに母親の胎内で37℃の暖かい暗やみの羊水の中に静かに横たわっています。やがて体の形ができあがると、羊水の中に漂うようにやさしく抱きかかえられています。しだいに成長が進み体が大きくなると、私たちの体の表面には子宮の壁に触るという刺激が加わってきます。脳の神経が盛んに発達しているこの時期にまず「接触」の刺激が脳に与えられるのです。こうして、光を見ることもない胎内で母親の体内にしっかりと抱きかかえられていることが、脳の神経に組み込まれていきます。これは潜在的な意識の中に組み込まれているためにはっきりとした記憶には残ってはいないのです。しかし、私たちは最初に抱きしめられるという「触れ合い」の経験をお母さんのお腹の中でしているのです。

安心感をもたらす肌の触れ合い

このように、私たちは母胎の中で、しっかりと抱きしめられ、常に母親の心臓の鼓動を聞き、母親が歩く時の動揺を感じているのです。この環境が私たちの脳に安全と安心との感覚を植えつけていることになります。しかし、この環境は誕生と同時にすっかり変わってしまいます。赤ちゃんは新しい環境には大変な不安を感じています。この時胎内にいたときと同じようなお母さんの優しい抱擁が不安を静めてくれるのです。このとき大切なのは、できるだけ赤ちゃんの体を包み込むような抱き方で、胎内にいるときと同じような刺激を与えることなのです。

お母さんは何となくぐずる赤ちゃんを長いことダッコしてやっと寝ついたと思ってそっとベッドに下ろしたとたん、また泣き出してしまうという経験を何度もしたことがあります。これは抱かれているという刺激がつねに赤ちゃんの脳に伝わっていて安心感をもたらし、安らかに眠っているのですが、お母さんとの接触面積が急に減ってしまったことが、不安につながり目覚めてしまうのです。このように触れ合いは、知らないうちに脳に深く刻み込まれた安心感をもたらす基本的な動作なのです。

触れ合いの様々なパターン

私たちは日ごろお互いのコミュニケーションの中で、知らず知らずのうちに様々な体を接触する行動をとっています。イギリスの動物行動学者デスモンド・モリス博士は、人の体の触れ合う行動を観察して、いくつかの行動パターンに分けています。触れ合いの行動パターンは、それぞれの民族や文化によってその意味が異なっていますが、基本的なところでは「触れ合う」という行動は、親密さの程度を表しているのです。代表的な触れ合い行動の例をあげてその意味を考えてみましょう。

握手：日本人にとって握手はそれほど一般的な行動ではありませんが、欧米の人は挨拶のサインとして手を握り合います。親密さの程度により握手の度合い、つまり力の入れ方や、もう一方の手の持ち運び方で異なっています。熱烈な歓迎を示すしぐさにはこのもう一方の手が重要な意味合いをもってきます。選挙の時候補者が多くの人と握手を交わすのは、単なる挨拶だけではなく、そこに歓迎や親密さを求めているサインなのです。スポーツの場面でよく見られる選手同士の握手と互いに手を引きあってもう一方の手で肩を抱きあう行動は、強い結合と一体感を表現する行動として現れてきます。

背中に触れる：これは軽く背中に触れて相手の人をある方向へ導く時に現れる行動で、親密な関係を表しています。この場合基本的な行動パターンは、親が子どもに対して積極的に指示をする時に使われるものですが、このパターンが大人に向けられた時には、多少なりとも相手の人を庇護する、あるいは大切に扱っているという意味合いが含まれています。

軽く叩く：この触れ合いは軽く手で相手の体の一部を叩くというしぐさで、本来親が子どもに対して行う行動です。赤ちゃんをあやすしぐさの中にその原形があり、軽い抱擁を意味しています。これは、親しみ、慰め、愛、祝福を示すサインとして行われます。この行動は、子どもに対して行われる場合触れる体の個所には制限はありませんが、大人同士の場合には、手、腕、肩、背中などの部位に限られます。サッカーの選手や野球の選手がナイス・プレーを演じた時に他の選手が軽く頭を叩くのは、父親のしぐさを真似たもので「ようやった」という意味を含んでいます。

腕を組む：お互いの結合の強さを外の人たちに示す行動として現れてきます。男同士でもまた女同士でも行われる行動で、この場合の腕の組み方は互いに肘を強く曲げた形をとっています。しかし、男性と女性の場合、男性の曲げた腕にそっと女性の方が手をかけているのは、二人の情緒的な結びつきの度合いを示すサインを周りの人たちに示しています。

肩を抱く：恋人同士が行う親密さを表現する抱擁の変形ですが、男同士では兄弟関係をしめす結合と親密さを表す行動として現れてきます。時には、優位に立った側が相手を説得したり慰めたりするときに相手の行動を制限する目的にも使われます。

手をつなぐ：私たちヒトとして進化して直立歩行を始めてから見られる行動で、本来歩き始めた子どもの歩行の手助けのために行われます。親が子を保護する意味が含まれていますが、子どもが青年期に達して親の保護を離れると、親と子との行動としての手をつなぐことはなくなり、若い恋人たちの結び付きのサインとして現れてきます。

こういった体の一部の接触行動の他に、しっかりと「**抱きあう抱擁**」、「**キス**」や「**肌の触れ合い**」**など：**愛情の表現として様々な触れ合いがあります。これらの体の触れ合いで、人のぬくもりを感じることこそ、パートナーから求められているのです。

私たちは人と人とのつきあいの中で、触れ合いを通じて様々な情報を読み取り、お互いにそれを交換しているのです。このようにして、触れ合いの行動を、私たちの感覚器官は常に変化するこれらの情報を脳に伝え、それに反応し複雑な社会生活に適応させる役割をもっています。

どうして触れ合いの感じが分かるのだろう?

触れ合いの情報を読み取るために私たちの体には様々な触れ合いの感覚を受け止める「受容器」という組織が備わっています。私たちの指先は特に敏感な情報収集基地になっています。ツルツルした紙の表面の目にも見えないようなわずかな傷を「ザラつく感じ」で見つけることができます。これは皮膚にある神経の一番末端の部分(神経終末)がわずかな圧力の変化に反応して、その情報を大脳に伝えてくれているからです。また、触れた物が冷たいか暖かいか、堅いか柔らかいかの情報も即座に知ることができます。このように体の表面には触覚や温度感覚などを敏感に感じ取る「皮膚感覚受容器」がちりばめられて、常にその情報が大脳に集められる仕組みになっています。

「触れ合い」の情報を脳におくる触覚、圧覚

触圧覚：触圧覚を受け止める「受容器」は特殊な形をしていて、外から加えられた刺激を神経にうまく伝える構造になっています。これらの感覚器は特に指先、唇、乳輪、性器に密度が高く集まっていて、わずかな変化を受け止めて感覚として認識します。また、この感覚器（パチニ小体）は振動にもよく反応し、1秒に200～300回ぐらいの振動に最も敏感です。ですから、指を使うベテランの職人は、機械を使って測ったりするより自分の指先の感覚を頼りにするくらいなのです。圧を感じる受容器は圧力が加わっている間、その情報が脳へ伝えられます。しかし、長い時間に渡って圧が加えられていると、しだいに脳へ送られる情報は少なくなり、ついには無くなってしまいます。ですから私たちが朝、腕時計をはめたり、イヤリングをはめた時には触ったあるいは締めつけられたという感じがするのですが、しばらく時間がたつと腕時計をしているのもイヤリングをはめているのも分からなくなってしまいます。

コミュニケーションに大切な心の触れ合い

私たちが生きている複雑な社会にあって人と人とのコミュニケーションに大切なのは、体の一部を触れ合う行動だけでなく、心の触れ合いではないでしょうか。たしかに、私たちは言葉や文字を通じてお互いに情報を交換してコミュニケーションをとることができます。しかし、単に情報の交換だけで互いに無関心をよそおうのも現代の複雑な社会では時には必要なことかも知れません。しかし、ヒトは本来群れを作って生活する「社会的な動物」なのです。お互いの結びつきが私たちの社会を作りあげているのです。その社会を豊かで心地よいものにするのには、お互いを理解し尊敬できる関係を作り上げる心の触れ合いが今こそ求められているのかもしれません。

付記

アルツハイマー型認知症

「アルツハイマー型認知症」は、最初の症例報告を行ったドイツの精神科医アロイス・アルツハイマーに由来している。アルツハイマーは、1901年に嫉妬妄想などを主訴としてはじめてアルツハイマーの元を訪れた患者に関する症例を、1906年にドイツ南西医学会で発表した。翌年『精神医学及び法精神医学に関する総合雑誌』に論文を発表した。その後、この症例はクレペリン（ドイツの著名な精神医学者）の著述になる精神医学の教科書で大きく取り上げられ、「アルツハイマー病」として広く知られるようになった。

アルツハイマー型認知症の特徴は「短期記憶障害」がその病態の基本にあり、この病態は次第に進行していく。脳の中の記憶を司る海馬という領域の神経細胞の脱落が基本的な現象で次第に大脳皮質の細胞にも萎縮が進行して行く。脳の中のある種の蛋白質（アミロイド前駆体）が特殊な酵素（ベータ及びガンマ・セクレターゼ）によって分解されて、アミロイドベータと呼ばれる断片が形成される。この断片が数年あるいは20年に渡り次第に集まって塊（高齢者の脳に認められるので「老人斑」と呼ばれている）を作る。この生成されたアミロイドの塊が次第に増えてくると、近傍の神経細胞に作用して神経細胞内のタウという蛋白質を凝集させ、神経細胞を死に至らせるとされていた。しかし、最近では凝集していないアミロイドが直接神経細胞に作用してタウを凝集させると考えられている。アルツハイマー型認知症で、このタウが凝集して死滅する神経細胞は、大脳皮質と海馬にある細胞群の2か所に限定されている。

海馬は脳の中心部分にある細胞群で学習と記憶に関係しているので、これらの細胞群が死ねば、記憶、特に短期記憶が障害され、そのため学習ができなくなる。大脳皮質では人としての様々な知的活動、感情、認識、判断を行う場所であり、この部位の細胞群の障害は当然のことながら、これらの知的機能の障害が起こり、「人」としての人格の喪失が起こる。この過程は人により様々で、死滅する細胞の種類、細胞死の進行により異なっている。多くの場合進行は緩やかであり、初期の段階では少し前のことが思い出せなくなり、同じ話や行動を繰り返したりすることが多くなる。この時点では患者は自分が物忘れが多いことに悩んでいるが、それを隠すために虚言をしたりその場をつくろったりする行動が現われてくる。初対面の場合は、お互いの日常的会話は可能であり、話し手はその人が認知症であることに気がつかない。あるいは、家族は多少の物忘れは老化現象であろうと思い込むことが多い。

病態が進むと、記憶能力の低下だけではなく、感情の変化、怒りやすくなったり、支離滅裂な行動が現れたり、知的能力の低下が認められるようになる。物取られ妄想、嫉妬妄想が出てくると、やっと周囲の人たちや家人も病態に気づくようになる。この時期になると、患者にはすでに病識が欠如している。認知症の基本的病態の中核は「短期記憶障害」であるが、このような感情、情緒、知的面での障害を、認知症の「周辺症状」としている。

周辺症状は様々であり、時には暴力的となったり、感情を抑えきれない(感情失禁)、徘徊、幻覚、妄想、性的異常行動、糞便をまき散らす不潔行為など、普通の「人」としては考えられないような行動が現われてくる。この状態を人格の崩壊という。この「周辺症状」については、あまり多くは語られていない。認知症の初期の症状に対するケアについてはこれまで多くの有識者、専門医、介助者、ボランティア、メディア、小説、演劇で語られているが、現実の過酷な姿は介護する家族以外には知られていない。近親の家族さえその姿には耐えられないことが多いのである。

病態が進んでくるともはや近親者の顔さえも認識できず、食事摂取も低下、次第に体力が衰え、寝たきりとなってくる。この時期になるとあれほど激しかった周辺症状も治まり、介護は比較的楽になってくるが、既に人格は喪失し、単に生きている形骸にしか過ぎない状態となる。しかし、適切な栄養管理とケアによりこの状態でも数年から10数年生命を維持し、寿命をまっとうするのである。

レビー小体型認知症

レビー小体型認知症はアルツハイマー型認知症に次いで2番目に多いタイプの認知症で、1976年以降日本の小坂憲司教授の一連の研究によって国際的に知られるようになった。元々レビー小体は1914年にドイツの病理学者フレデリック・レビーによって脳の神経細胞中に発見されたものである。レビー小体型認知症の脳ではこの物質（神経細胞封入体：レビー小体）が中枢神経系を中心に多数出現している。この小体が大脳皮質に広範に出現すると認知機能低下を来し認知症症状を現すことになる。一方、レビー小体が脳幹を中心に現れると「パーキンソン病」を発症する。パーキンソン病は中脳の黒質などに多く現れ、それらの神経細胞が破壊され、神経伝達物質のドーパミンが減ることにより、手足の震え、筋肉のこわばり、緩慢な動作、転倒しやすさなどの運動系の障害を中心とした症状を現す。いずれの場合にもレビー小体が必ず存在することから本質的には同じ病気だと考えられている。

レビー小体型認知症はいわゆる認知症の一種であるから、物忘れ、理解力・判断力の低下、感情の変動などの症状がみられる。しかし、初期から中期にかけて、物忘れはあまりめだたず、特徴的な症状として幻覚、幻視、パーキンソン症状、睡眠時の異常行動などが現れる。この時期では症状が現れるのには変動があり、ほぼ症状がない時がある。日や時間帯によって頭がしっかりしていて、物事を良く理解したり、判断したりすることができる。その一方で、ぼーっとしている時間帯があり、この時の理解力、記憶力はアルツハイマー型認知症と変わらない。

認知症が進行するとありありとした幻視、「そこに人がいる」「子供が遊んでいる」「ネズミがはいまわっている」など実際には見えないものが、本人には見えている症状が現れる。その他、人形を人と間違えたり、木の根を動物の尻尾と間違えたりする誤認、聞こえるはずもないのに聞こえる幻聴が加わることがある。これらの症状が出てくると家族や周囲の人たちもはっきりと気づくようになる。

認知機能の低下のほかに、パーキンソン病に特有な症状（動作がのろくなる、無表情、筋肉のこわばり、小刻み歩き、転倒しやすさ）がある。睡眠時の異常行動（睡眠中に大きな声で寝言を言う、奇声をあげる、怒ったり、暴れる）が認められる。この症状は「レム睡眠（身体は休息しているが頭は活動している睡眠中に目玉が動いている）」中に起こる症状であり、この症状が後に「レビー小体型認知症」と診断される前から発現していることがある。

さらに、自律神経症状もレビー小体型認知症の特徴で、起立性低血圧（立ちくらみ）、便秘、多汗、倦怠感）がある。最終的には寝たきりの状態となる。終末期の状態は身体は硬直しほとんど意識は薄れた状態となり、全面的な介助が必要になる。現在、初期のパーキンソン病の症状に対しては症状を緩和する薬物（Ｌ－ドーパなど）があり、効果的であるが、レビー小体を消滅させ、根本的に治療する薬は無い。幻覚や幻視などの症状に向精神病薬が使われることがあるが、病状が悪化する事があり、慎重な投与が必要となる。

前頭葉側頭葉認知症

前頭葉側頭葉認知症は脳の中でも特に前頭葉と側頭葉に限局しての萎縮が目立つ認知症である。この病態は１９９４年ルンド大学のグスタクソンやマンチェスター大学のグループのニーリーによって紹介された概念であり、比較的新しい認知症の臨床病態である。既に１９００年にアーノルド・ピックによって病理解剖的に前頭葉と側頭葉が萎縮していることが報告されて以来、多くの研究により注目されてきたが、「アルツハイマー型認知症」のように研究の伸展はみとめられなかったが、近年になりその臨床病態の解明、診断機器の発達により次第にその全容が明らかにされ始めた。

臨床症状と脳の萎縮の状態により、前頭葉側頭葉型、ピック型、運動ニューロン疾患型に分類されている。ここでは典型的な前頭葉側頭葉型について説明する。認知症の中でもアルツハイマー型認知症、レビー小体型認知症についてはかなり詳しい疫学的な調査があり、それらの発症率はかなり高いと報告されているが、前頭葉側頭葉認知症はその概念が新しく、また分類も定着したものではない為に十分な発症率についての疫学的研究は少ない。全認知症の内、数パーセントから20%を占めるとの報告がある。病態は脳の後頭部の萎縮は認められないため、基本的な日常生活機能にはあまり問題は生じない。記憶や物ごとを認知する能力はある程度病態が進行するまで保たれており、幻覚や妄想はほとんど見られない。

臨床症状の中核は、精神的な障害が目立つことである。社会的対人関係の障害、自己の行動をコントロールすることが出来ない自己行動統制障害、感情を表すことができない感情鈍麻、病識の欠如があげられる。自発性の低下はほかの認知症でもみられるが、病初期から同じような行動を繰り返す常同行動や落ち着きのなさが見られる。昼寝をしているかと思えば突然起き上がり、同じ場所を徘徊するなどの行動である。感情や常動の変化は、焦燥感、イライラ感、不機嫌、一方では無表情の場合もあり、他人に対して冷ややかな態度を取り心の疎通性を欠くこともある。反社会的行動としては「我が道を行く行動」として目立つ症状である。つまり本能の赴くままに行動する抑制が取れた状態、すなわち脱抑制であり、3歳児の行動に似ている。万引きをする、診察中に突然立ち上がる、勝手に立ち去るなどの行動が見られる。常同行動では毎日決まって同じ時間に決まったコースを徘徊する、決まった少数の食品を食べることに固執するなどの行動が出現する。その他、他人の行動に影響されて同じような行動をする「被影響性の亢進」症状、日常生活では介護者が立ち上がるとつい一緒に立ち上がったりする模倣行動、相手の言葉をそのままオウム返しに答える行為が見られる。このように臨床症状は多岐にわたり複雑であるが、頭部ＭＲＩ検査所見と合わせて診断されている。

病態は進行性であり、治療の方法は現在のところ見つかっていない。薬物療法として行動異常や興奮性、あるいはうつ状態などの症状に精神科領域の薬物が使用されることがあるが、明確な基準はなく、患者個人の症状に合った薬物を探すこと以外に手だてはない。しかし、アメリカでは精神科領域で使用される薬物の投与は患者の余命を短くするとの報告があり、注意を喚起している。

脳血管性認知症

脳血管性認知症とは主に脳の血管の障害によって起こってくる認知症の一部で、全体認知症の中で約20％ほどの発症率であると報告されている。脳梗塞、脳出血、クモ膜下出血などの血管障害が主な原因となっている。アルツハイマー型認知症とは異なり、ある限局した脳の血管部位の障害により、その血管の支配領域に血液が供給されないために神経細胞が死滅して起こってくる認知障害である。したがって、起こってくる症状は多彩であり、部分的な能力の低下（まだら認知症症状）が認められる。つまり、正常な神経細胞と脳血管障害を受けて死滅した細胞があるため障害の受け方に差があることが原因となっている。記憶障害は軽度である場合が多く、一方、事を順序だてて行うことが出来ない実行機能障害、注意力欠如で起こってくる注意障害が目立っている。障害の時間的差もあり、午前中はしっかりしていたのに午後になるとぼーっとして言葉も出ないなどの症状となることがある。運動機能障害としては、脳梗塞や出血部位による差があり、うまく飲み込めない嚥下障害、言葉がスムーズに出てこない言語障害、手足のしびれや上下肢の麻痺が現れる。精神面では、気分の落ち込みが激しい「うつ症状」があり、「自分にはできない、分からない」などの自覚があり、悩む傾向が見られる。そのため無気力、悲壮感などの自己否定の感情が現れてきてうつ病とみられることがある。このような精神的な抑うつ気分のほかに、喜びや悲しみなどの感情の表現ができない、あるいは喜怒哀楽が激しい（感情失禁）が見られることがある。

脳血管型認知症の原因は脳血管の障害で起こるものであり、その原因となるのは脳血管が硬くなる動脈硬化症が進んで起こる場合が多い。そのため、次のような病気が発症のリスクを高めることになる。糖尿病、高脂血症、高血圧、心房細動、メタボリックシンドロームなどの生活習慣病である。これらの病気は予防することが可能であり、認知症の中でも「予防可能な認知症」である。発症は脳血管障害（脳梗塞、脳出血）をきっかけにして起こってくる。そのためアルツハイマー型やレビー小体型認知症のように長い期間をかけて発症する神経細胞変性の病気とは異なる発症形態をとる。一旦死滅した神経細胞を回復させることはできないので、根本的な治療法はない。しかし、原因となる病気の治療あるいは予防をすることにより更なる梗塞や出血を防ぐことができる。特に心房細動の場合、心房にできた血栓が遊離して脳血管に詰まって起こる「アテローム性脳血栓症」により起こる脳梗塞発症を予防するための血液凝固を防止する薬物（血液をサラサラにする薬物）：血栓溶解剤、抗凝固剤、抗血症剤）が使われている。そのほか、先に挙げた背景にある病気の進行を抑制あるいは治療するため糖尿病治療薬、高血圧治療薬、高脂血症治療薬が用いられる。発症した場合、症状に合わせて精神科領域で用いられる薬物が投与されるが、慎重な短期間の投与が望まれる。家族、地域社会のこの病気への認識と支援が必要である。そのためには「まだら症状」にむらがある特徴を理解して落ち着いて対応する。孤立させないよう注意する（デイケアの利用）、リハビリテーションの活用（集団ゲーム参加など）、食生活の改善や運動の習慣などの支援が必要である。

おわりに

～さて、どうしたら良いのだろう～

令和の時代を迎えて、高齢者の方々、特に男性の場合、定年退職後数年、すでに第二の人生を迎え、または仕事を後輩に譲り静かな余生を送っているものと思われます。女性の場合、子育ても終わり、孫の世話、あるいは長年連れ添った夫とも別れ、一人の生活を送っている事でしょう。

この年代の方々の生活スタイルには男女で大きな差があるのです。女性の方々は実に多方面的に地域社会と関わっています。ゴミの問題、町内会の催し、高齢者の福祉、学校行事のボランティアなど地域の課題に取り組んでいるのは、たいてい女性なのです。地域住民との交流にしても積極的に参加していますし、町内会の催し、カルチャー講座にも気軽に参加して、グループ活動にも何ら抵抗なく仲間入りしています。そして、そこに、楽しみと自分の居場所を見いだしています。これこそ、健康で幸福な生き方ではないでしょうか。この女性の特性は、病院に入院しても遺憾なく発揮されるのをみてきました。4人部屋に入院したての高齢の婦人は15分も経たない内にあと3人の患者さんとうちとけ、病状を交換し、場合によっては家族構成まで話が飛ぶような場面さえ見る事があります。こうして入院生活の中でも患者さん同士の交流が始まります。このように女性では初対面の人でも気軽に世間話ができてコミュニケーションが図れるのです。

しかし、問題は男性高齢者の場合です。元々、日本の男性は女性に比べてコミュニケーション能力に劣るところがあり、簡単に人と打ち解けることができない性質、あるいは文化的背景を持ち合わせているようなのです。初めて合う人に対して、まず、この人はどういう人なのか、自分との年齢の差は如何ほどか、自分よりキャリアがある人なのか、などをめぐり、考えて自分とその人との序列を決めることから始めます。会社で営業部や自営業の人達はいざ知らず「初対面の人とは慣れ慣れしく話すものではない」と、いう結論に落ち着くことがあるのではないでしょうか。

第二の人生を始めるにあたって、それまでの人生経験や習慣を全て脱ぎ捨てようとはいいません。ただし、身体の健康面についてはそれなりの対処方法も見つかってくるのですが、心の持ち方はなかなか変えられないものです。特に会社勤務が長かった人が、会社から離れ、名刺と肩書きが無くなると、自分の世間や家庭での「立ち位置」がわからなくなり、途方に暮れてしまいがちです。そこで、次第に気分は落ち込み、益々世間から離れて行くことになります。

この悪循環を断ち切ることから第二の人生をスタートしてみましょう。それには先ず、比喩的に言いますと「今まで使い慣れたあなたのコンピューターを初期化」することから始めましょう。つまり、あなたは、あなた自身の初期の姿に還ったのです。そこで、新しい「ソフト」をインストールする必要があります。それではどんな「ソフト」が必要なのでしょうか?

まず、「自分自身を取り戻す」というソフトが必要となってきます。その中の項目には「社会参加の方法」があります。長年会社勤めをしているとつい個人、あるいは社会人として人との交流がうまく出来ないようになっています。この状態から抜け出す手立てが、生活者として地域社会活動への参加なのです。最初はどんな活動があるのか戸惑いがあるかも知れません、しかし、この「ソフト」には地域社会での活動情報が豊富に盛り込まれています。たとえば、「○○市広報」には様々なサークル活動、ボランティア活動、講演会などきめ細かに記載されていて、むしろ選択に困るくらいです。そこで、まずご近所さんとの交流の場である、「町内会」など身近なところからクリックして始めてみるのも良いかもしれません。災害の多いわが国に住んでいるからにはご近所さんとの助け合いが、いざという時に必要となってくるのです。気軽に町内会の会合や地域ボランティア活動、学校のＰＴＡ活動の支援など積極的に参加するのもよいでしょう。どんな形であれ、社会に参加することで、人との交流により人間関係の輪は広がっていくものですし、個人としての顔を持つことで物の見方、人との交流の在り方も肩書きを背負った時とは異なった見方が出来るようになり、視野が広がって来るものです。では、次に別な「ソフト」を見てみましょう。

「生涯学習の方法」があります。小さな項目に「学生に戻る」があります。これまで自分自身を会社の方針に合わせて不本意ながら学んできたこととは異なり、自由に自分自身が知りたいことを学ぶ機会に恵まれているのです。そこには、いろんなサークルがあり、よりどりみどり面白そうな項目が並んでいます。新聞社や文化団体、地域行政が主催する文化・教養講座が開講され、子育てを終え高齢に達したご婦人たちが通うようなりました。こうしてご婦人方は着々と趣味やライフワークを見出しているのです。何かを学ぶことというのは何も特殊なことではありません。これまでの人生を振り返って見れば何か興味を持ったことがあるはずです。取り敢えず、身近な場所で開かれているサークルや講座に顔を出してみるのも良いでしょう。

さらに、堅苦しくなく取り組める「ソフト」に「遊び心を養う方法」があります。

「遊び心を養う方法」には新しい趣味を見つける方法、スポーツへの参加、料理教室などそれこそ多くの項目がそろっています。私の場合は、テニススクールの初心者コースから始めました。毎週夕方から決まった時間にスクールに通い、練習にはげんだのですが、なかなか初心者コースを抜け出せなかったのです。でも、逆に多くの人達と交流がもてました。昔は「男子厨房に入るべからず」と言って男子は料理をする事がなかったのですが、一人身になった時に備えて「男子料理教室」に参加するのも如何でしょう。頭を使う、手先を使う、味覚を磨くなど様々なメリットがあり、楽しめます。

このように今までになかった新たな「ソフト」をあなたの初期化された「コンピューター」にインストールすることにより、より充実した生活が送れると思います。第二の人生こそ本当のあなたを取り戻せる人生かも知れません。今こそ、新たに挑戦してみては如何でしょう。

本書を書くきっかけとなったのは、80歳を迎え、同年の友人達から傘寿の会を催すにあたり、老後の健康問題について話してくれないかとの依頼があり、高等学校や中学校の同級生達の傘寿の会で講演する機会を与えられたことです。以前、「療養病棟5人の患者さん（2015年）」を上梓した際、多くの高齢者の方々から、人生最後の姿について理解が得られたとの感想を寄せられました。その中で、では、今から後、数年を健康で幸福な生活を送るのにはどうしたら良いのだろう、病気との付き合い、折り合いを如何につけたら良いのだろうと言う問いかけがあったのです。高齢者にとって余命を如何に健康に過ごすのかが大いなる関心事なのは当然の事です。80歳にもなれば、それぞれ何かしらの生体機能の衰えや慢性の病気を抱えているのは当然の成り行きであります。そこで、どのように加齢と付き合い、健康な日常生活を送るか考えてみました。高齢者、加齢といっても人それぞれ、その度合いには個人差が多いのです。男女間の差も多く一口に高齢者の健康な生き方について語る事は至難の技です。本書では私と知人、患者さんたちの個人体験を交えて老いの姿を書く事にしたのです。

本書の執筆に当たり多くの情報を提供してくれた知人、友人に感謝したいと思います。医療に関する情報は出来るだけ正確を期するようにしたつもりですが、筆者の独断、誤りがある、あるいは意見の相違があるかも知れません。読者諸氏よりご指摘いただければ幸いです。なお、ネット上で医療情報を検索すれば、様々な誇大広告、誤った情報があるので注意が必要です。したがって、本書では各学会のホームページの記事を参考にしています。本書執筆中、高齢者の立場から各章につき読後の感想と助言を寄せられた方々、本書の出版につき編集に携わり協力していただいた（有）プライムシーズンの高橋加代子氏に感謝すると同時に、臨床研究に協力してくれた高野直腸・肛門専門病院の検査技師の皆さん、共に動物実験を行ってきた（株）ＩＬＳメディエンスの研究者の皆さんにも感謝の意を述べたいと思います。診療の間合に執筆協力してくれた丸田病院の職員の皆さまに感謝いたします。

本書が高齢者の皆さん方が当面する問題の解決に少しでもお役に立てれば幸いです。

令和2年　1月　熊本にて

西　勝　英

略　歴

西　勝英（にし　かつひで）医学博士
昭和12年生まれ
昭和37年熊本大学医学部卒
東京大学電子工学科研究生、熊本大学医学部助手、
米国ユタ大学医学部講師、同54年熊本大学医学部薬理学第二講座教授などを経て平成15年、熊本大学名誉教授
熊本日日新聞社医療アドバイザー
平成20～医療法人桜十字病院総院長
平成26～公益財団法人肥後医育振興会理事長
平成27～医療法人熊本桜十字丸田病院院長
令和元年　秋の叙勲にて「瑞宝中綬章」を受章

研究分野：神経生理・薬理学・循環器薬理学

主な著書（共著を含む）:『薬・毒物中毒救急マニュアル』『医学英語へのアプローチ』『スポーツと薬物（翻訳)』『本当に怖い！薬物依存がわかる本』『聞いてください 医論な話』『5人の患者さん』『走る、泳ぐ、ダマす(翻訳)』など著書多数

あなたが主役、シルバー劇場。

余命を生き抜くための 12 章

令和 2（2020）年 1 月 24 日　　初版発行
著　者　　西　勝英
発　行　　熊本日日新聞社
構　成　　（有）プライムシーズン
装　丁　　（有）ペーパー・ムーン　渕上禎二
制作・発売　熊日出版（熊日サービス開発出版部）
〒 860-0823　熊本市中央区世安町 172
電話　096-361-3274
印刷・製本　シモダ印刷（株）

ISBN978-4-8775-598-6 C0047